SÁCH HƯỚNG DẪN SAU CẮT THANH QUẢN

MỤC LỤC

CHƯƠNG 1: CHUẨN ĐOÁN VÀ ĐIỀU TRỊ UNG THƯ THANH QUẢN 1
    Tổng quan... 1
    Chẩn đoán.. 2
    Điều trị ung thư thanh quản.. 3

CHƯƠNG 2: CÁC LOẠI PHẪU THUẬT CẮT THANH QUẢN, KẾT QUẢ, GIẢM ĐAU VÀ CÁC LỰA CHỌN THAY THẾ 6
    Các loại phẫu thuật lấy bỏ thanh quản 6
    Kết quả của phẫu thuật 6
    Chuẩn bị cho phẫu thuật 7
    Lựa chọn phương án thứ hai 8
    Quản lý đau sau phẫu thuật 8

CHƯƠNG 3: TÁC DỤNG PHỤ CỦA ĐIỀU TRỊ XẠ TRỊ CHO UNG THƯ ĐẦU VÀ CỔ.... 10
    Tác dụng phụ sớm 11
    Tác dụng phụ muộn 14

CHƯƠNG 4: TÁC DỤNG PHỤ CỦA HÓA TRỊ ĐIỀU TRỊ UNG THƯ ĐẦU CỔ 18
    Tác dụng phụ của hóa trị 18

CHƯƠNG 5: PHÙ BẠCH HUYẾT, SƯNG CỔ VÀ TÊ SAU XẠ TRỊ VÀ PHẪU THUẬT ... 22
    Phù bạch huyết 22
    Tê da sau phẫu thuật 25

CHƯƠNG 6: PHƯƠNG PHÁP NÓI SAU KHI CẮT THANH QUẢN................................ 26
    Giọng nói khí-thực quản 27
    Giọng nói thực quản 28
    Giọng nói thanh quản điện hoặc thanh quản nhân tạo 29
    Các phương pháp nói khác 30

CHƯƠNG 7: CHẤT NHẦY VÀ CHĂM SÓC HÔ HẤP... 32
    Sản xuất chất nhầy và tăng độ ẩm không khí 32
    Chăm sóc đường thở và cổ, đặc biệt khi mùa đông lạnh hoặc ở nơi cao 33
    Sử dụng máy hút để hút nút nhầy 34
    Ho ra máu 35
    Chảy mũi 35
    Phục hồi chức năng hô hấp 35

CHƯƠNG 8 : CHĂM SÓC LỖ KHÍ QUẢN.. 37
    Chăm sóc chung 37
    Kích ứng da xung quanh lỗ khí quản 38
    Bảo vệ lỗ khí quản khỏi nước khi tắm 38
    Nước và viêm phổi 39

    Ngăn ngừa hít sặc vào lỗ khí quản 39

CHƯƠNG 9: CHĂM SÓC THIẾT BỊ TRAO ĐỔI ĐỘ ẨM VÀ NHIỆT ĐỘ 41
    Ưu điểm của HME 41
    Ảnh hưởng của HME lên hô hấp của bệnh nhân cắt thanh quản 42
    Đặt tấm đế HME (vỏ) 42
    Sử dụng HME rảnh tay 44
    Mang HME qua đêm 45
    Che (dấu) HME 45

CHƯƠNG 10 : SỬ DỤNG VÀ CHĂM SÓC VAN NÓI KHÍ-THỰC QUẢN 47
    Các loại van nói nhân tạo 47
    Phải làm gì nếu van nhân tạo bị rò rỉ hoặc bị bong 48
    Nguyên nhân dẫn đến rò van nói nhân tạo 48
    Phòng ngừa van nói nhân tạo rò 50
    Làm gì khi van nói nhân tạo bên trong bị rò 51
    Vệ sinh van nói nhân tạo 52
    Ngăn chặn sự phát triển của nấm trong van nói nhân tạo 53
    Sử dụng Lactobacillus acidophilus để phòng ngừa nấm men phát triển. ... 54

CHƯƠNG 11: ĂN, NUỐT VÀ NGỬI 55
    Duy trì dinh dưỡng đầy đủ khi bị cắt thanh quản 55
    Cách loại bỏ (hoặc nuốt) thức ăn bị mắc kẹt trong cổ họng hoặc thực quản ... 56
    Thức ăn và trào ngược axit dạ dày 57
    Nói khi ăn và sau cắt thanh quản 59
    Khó nuốt 59
    Các xét nghiệm được sử dụng để đánh giá khó nuốt 61
    Hẹp thực quản và các vấn đề về nuốt 62
    Nong thực quản 63
    Sử dụng Botox 63
    Lỗ rò họng-da 65
    6Vấn đề ngửi sau cắt thanh quản 65

CHƯƠNG 12: CÁC VẤN ĐỀ Y TẾ SAU XẠ TRỊ VÀ PHẪU THUẬT: KIỂM SOÁT CƠN ĐAU, DI CĂN, SUY GIÁP, VÀ NGĂN NGỪA SAI SÓT Y KHOA 66
    Kiểm soát cơn đau 66
    Các triệu chứng cơ năng và dấu chứng thực thể của ung thư đầu cổ mới hoặc tái phát 67
    Ung thư đầu và cổ di căn 68
    Hormon tuyến giáp thấp (suy giáp) và cách điều trị 68
    Ngăn ngừa sai sót y khoa và phẫu thuật 70

CHƯƠNG 1 3 : CHĂM SÓC PHÒNG NGỪA: THEO DÕI, TRÁNH HÚT THUỐC VÀ TIÊM PHÒNG 73
    Theo dõi bởi bác sĩ gia đình, bác sĩ nội khoa và bác sĩ chuyên khoa 73
    Tiêm chủng phòng ngừa cúm 74

Tiêm chủng chống vi khuẩn phế cầu... 75
Tránh hút thuốc và uống rượu... 76

CHƯƠNG 1 4 : VẤN ĐỀ RĂNG MIỆNG VÀ LIỆU PHÁP OXY CAO ÁP............ 77
Liệu pháp oxy cao áp.. 78

CHƯƠNG 1 5 : VẤN ĐỀ TÂM LÝ: TRẦM CẢM, TỰ TỬ, CHIA SẺ CHẨN ĐOÁN, NGƯỜI CHĂM SÓC VÀ NGUỒN HỖ TRỢ 81
Đối phó với trầm cảm... 82
Vượt qua trầm cảm... 83
Tự tử ở những bệnh nhân ung thư đầu cổ... 85
Đối phó với tương lai bất định.. 86
Chia sẻ bệnh tình với người khác... 87
Chăm sóc người thân mắc bệnh ung thư.. 88
Nguồn hỗ trợ xã hội và tinh thần... 89
Một số "lợi ích" khi là một bệnh nhân cắt thanh quản................................ 90

CHƯƠNG 16 : SỬ DỤNG CT, MRI VÀ PET TRONG VIỆC CHẨN ĐOÁN VÀ THEO DÕI UNG THƯ... 91

CHƯƠNG 1 7 : CHĂM SÓC CẤP CỨU, HỒI SỨC TIM PHỔI (CPR), VÀ CHĂM SÓC BỆNH NHÂN CẮT THANH QUẢN TRONG GÂY MÊ 94
Phục hồi đường thở cho bệnh nhân cắt thanh quản và những bệnh nhân thở qua cổ khác 94
Đảm bảo chăm sóc cấp cứu đầy đủ cho người hô hấp qua cổ bao gồm bệnh nhân cắt thanh quản.. 99
Trải qua một thủ thuật hoặc phẫu thuật đối với bệnh nhân cắt thanh quản........ 100
Hướng dẫn mới về hồi sức tim-phổi (CPR) 101

CHƯƠNG 18 : DU LỊCH ĐỐI VỚI BỆNH NHÂN CẮT THANH QUẢN 102
Chăm sóc đường hô hấp khi bay trên máy bay thương mại...................... 102
Những vật phẩm nào nên mang theo khi du lịch?..................................... 103
Chuẩn bị một hộp chứa thông tin và tài liệu quan trọng............................ 104

Copyright © 2023 Itzhak Brook M.D.

All rights reserved.

ISBN: 978-1-304-76541-3

CHƯƠNG 1: CHUẨN ĐOÁN VÀ ĐIỀU TRỊ UNG THƯ THANH QUẢN

Tổng quan

Ung thư thanh quản ảnh hưởng đến cơ quan phát âm. Ung thư bắt nguồn từ thanh quản được gọi là ung thư thanh quản; ung thư từ hạ họng được gọi là ung thư hạ họng. (Hạ họng là phần họng nằm bên cạnh và phía sau thanh quản.) Những ung thư này rất gần nhau và nguyên tắc điều trị của cả hai tương tự và có thể liên quan đến việc cắt bỏ thanh quản. Mặc dù bài dưới đây tập trung vào ung thư thanh quản, nó cũng có thể áp dụng tổng quát cho ung thư hạ họng.

Ung thư thanh quản xảy ra khi tế bào ác tính xuất hiện trong thanh quản. Thanh quản chứa dây thanh quản (hoặc màng dây thanh quản) mà, bằng cách rung động, tạo ra âm thanh có thể nghe thấy khi rung động đi qua họng, miệng và mũi.

Thanh quản được chia thành ba vùng theo giải phẫu: thanh môn (ở giữa thanh quản, bao gồm dây thanh quản); thượng thanh môn (ở phần trên, bao gồm thanh thiệt, sụn phễu, nếp phễu thanh thiệt và màng dây giả thanh); và hạ thanh môn (phần dưới cùng của thanh quản). Mặc dù ung thư có thể phát triển ở bất kỳ phần nào của thanh quản, hầu hết ung thư thanh quản xuất phát từ thanh môn. Ung thư thượng thanh môn ít gặp hơn, và ung thư hạ thanh môn là ít gặp nhất

Ung thư thanh quản và hạ họng có thể lan rộng thông qua sự lan trực tiếp đến cấu trúc gần kề, qua di căn đến hạch vùng cổ, hoặc xa hơn, thông qua dòng máu đến vị trí khác trong cơ thể. Di căn đến phổi và gan thường xảy ra nhiều nhất. Ung thư biểu mô chiếm 90 đến 95 phần trăm của ung thư thanh quản và hạ họng.

Hút thuốc và nghiện rượu nặng là các yếu tố nguy cơ chính cho ung thư thanh quản. Tiếp xúc với virus (HPV) thường được liên quan chủ yếu đến ung thư vùng họng miệng và một mức độ ít hơn đối với ung thư thanh quản và hạ họng.

Có khoảng 50.000 đến 60.000 người đã cắt bỏ thanh quản tại Hoa Kỳ. Theo dữ liệu từ SEER, có khoảng 12.250 nam và nữ được chẩn đoán mắc ung thư thanh quản mỗi năm. Số lượng người mới phải cắt bỏ thanh quản đã giảm đi chủ yếu là do ít người hút thuốc và phương pháp điều trị mới có thể bảo tồn được thanh quản.

Chẩn đoán

Triệu chứng và dấu hiệu của ung thư thanh quản bao gồm:

- Tiếng thở bất thường
- Ho kéo dài (có và không có máu)
- Khó nuốt
- Cảm giác có u ở họng
- Khàn tiếng không giảm đi trong 1 - 2 tuần
- Đau cổ và đau tai
- Đau họng kéo dài không giảm đi trong 1 - 2 tuần, thậm chí với kháng sinh
- Sưng hoặc u ở cổ
- Sụt cân

Các triệu chứng của ung thư thanh quản phụ thuộc vào vị trí của nó. Khàn tiếng dai dẳng có thể là dấu hiệu đầu tiên của ung thư thanh môn. Sau đó, các triệu chứng khác có thể bao gồm khó nuốt, đau tai, ho khan kéo dài và đôi khi ho có máu. Ung thư thượng thanh môn thường được chẩn đoán khi tắc nghẽn đường thở hay hạch di căn sờ thấy. Những khối u nguyên phát ở thượng thanh môn biểu hiện điển hình bởi khàn tiếng hay khó khăn khi thở ra.

Không có một xét nghiệm duy nhất nào có thể chẩn đoán chính xác ung thư. Để đánh giá toàn diện một bệnh nhân, thường cần hỏi bệnh sử, khám lâm sàng kết hợp với các xét nghiệm cận lâm sàng. Trong vài trường hợp, các xét nghiệm cần phải thực hiện lại nếu tình trạng của bệnh nhân thay đổi, mẫu thu thập được không đủ tốt hay kết quả xét nghiệm bất thường cần phải xác định lại.

Xét nghiệm chẩn đoán cho ung thư có thể bao gồm hình ảnh học, xét nghiệm sinh hóa, sinh thiết khối u, kiểm tra nội soi, phẫu thuật, hoặc xét nghiệm gen.

Các xét nghiệm và thủ thuật sau đây có thể được sử dụng để giúp chuẩn đoán và phân loại ung thư thanh quản, qua đó ảnh hưởng đến lựa chọn điều trị:

Khám họng và cổ: Điều này cho phép bác sĩ kiểm tra hạch vùng cổ và kiểm tra họng bằng cách sử dụng gương để xem có bất thường.

Nội soi: Một thủ thuật trong đó sử dụng ống nội soi mềm đưa vào qua mũi hoặc miệng vào đường hô hấp trên vào thanh quản để xem trực tiếp các cấu trúc này.

Soi thanh quản: Một thủ thuật để kiểm tra thanh quản bằng gương hoặc một ống soi cứng.

CT scan: Một xét nghiệm sử dụng các tia X để có thể nhìn rõ hơn các cơ quan hay mô của cơ thể

MRI: Một xét nghiệm sử dụng từ trường và sóng vô tuyến để tạo ra loạt hình ảnh chi tiết về các vùng bên trong cơ thể.

Nuốt barium: Một xét nghiệm để kiểm tra thực quản và dạ dày bằng cách cho bệnh nhân uống một dung dịch chứa bạc phủ lên thực quản và dạ dày, sau đó chụp X-quang.

Sinh thiết: Một xét nghiệm lấy mô để xem bằng kính hiển vi xem có ung thư hay không.

Khả năng phục hồi từ ung thư thanh quản phụ thuộc vào những yếu tố sau:

- Phạm vi lan rộng của ung thư ("stage")
- Tính chất của các tế bào ung thư ("grade")
- Vị trí và kích thước của khối u
- Tuổi tác, giới tính và tình trạng sức khỏe tổng quát của người bệnh

Ngoài ra, việc hút thuốc lá và uống rượu làm giảm hiệu quả của điều trị ung thư thanh quản. Người bệnh mắc ung thư thanh quản và vẫn tiếp tục hút thuốc và uống rượu có ít khả năng được chữa khỏi và có nguy cơ phát triển khối u thứ phát.

Điều trị ung thư thanh quản

Những bệnh nhân ung thư thanh quản ở giai đoạn sớm hoặc có khối u nhỏ có thể được điều trị bằng phẫu thuật hoặc xạ trị. Những người mắc ung thư thanh quản giai đoạn tiến triển có thể cần kết hợp nhiều phương pháp điều trị. Nó có thể bao gồm phẫu thuật và kết hợp xạ trị và hóa trị, thường được thực hiện cùng lúc.

Liệu pháp trúng đích là một lựa chọn điều trị trực tiếp của ung thư thanh quản bằng cách sử dụng thuốc hay hoạt chất có tác dụng ngăn cản sự phát triển và lan rộng của ung thư bằng cách tác động lên các phân tử đặc hiệu liên quan đến sự phát triển của khối u

Lựa chọn phương pháp điều trị chủ yếu phụ thuộc vào tình trạng sức khỏe tổng thể của bệnh nhân, vị trí của khối u và xem xét xem ung thư đã lan đến các vùng khác hay chưa.

Một đội ngũ chuyên gia y tế thường phối hợp trong việc điều trị. Họ có thể bao gồm:

- Bác sĩ tai mũi họng (chuyên về bệnh họng – thanh quản)

- Bác sĩ phẫu thuật đầu cổ tổng quát

- Bác sĩ chuyên khoa hóa trị

- Bác sĩ chuyên khoa xạ trị

Những nhà cung cấp dịch vụ chăm sóc sức khỏe khác làm việc cùng với các chuyên gia trong đội ngũ có thể bao gồm nha sĩ, bác sĩ phẫu thuật tạo hình, ngôn ngữ học và ngôn ngữ học, y tá chuyên khoa ung thư, bác sĩ dinh dưỡng, và một tư vấn tâm lý.

Lựa chọn phương án điều trị phụ thuộc vào những yếu tố sau:

- Giai đoạn (stage)

- Vị trí và kích thước của khối u

- Đảm bảo trong việc nói chuyện, ăn uống và hô hấp một cách bình thường cho bệnh nhân

- Ung thư có tái phát hay không

Bác sĩ mô tả các phương pháp điều trị được chọc cho bệnh nhân và dự kiến kết quả, cũng như các tác dụng phụ có thể xảy ra. Bệnh nhân nên xem xét cẩn thận các phương pháp điều trị được lựa chọn và hiểu cách điều trị này có thể ảnh hưởng đến khả năng ăn, nuốt và nói chuyện của họ, cũng như xem liệu các phương pháp điều trị này có thay đổi về ngoại hình của họ trong suốt và sau quá trình điều trị. Bệnh nhân và bác sĩ của họ có thể cùng nhau xây dựng một kế hoạch điều trị phù hợp với nhu cầu và kỳ vọng của bệnh nhân.

Chăm sóc hỗ trợ để kiểm soát đau và các triệu chứng khác có thể giảm bớt các tác dụng phụ có thể gặp và giúp giảm đi lo lắng cho bệnh nhân trước, trong và sau điều trị ung thư.

Bệnh nhân nên được thông tin đầy đủ trước khi đưa ra quyết định. Nếu cần thiết, có thể tham khảo thêm lựa chọn điều trị khác. Việc có người thân tham gia vào cuộc trò chuyện với bác sĩ có thể giúp bệnh nhân đưa ra quyết định tốt nhất. Đề nghị đặt những câu hỏi sau đây cho bác sĩ:

- Kích thước, vị trí, sự lan truyền và giai đoạn của khối u.
- Các phương án điều trị là gì? Có bao gồm phẫu thuật, xạ trị, hóa trị hoặc kết hợp giữa chúng không?
- Tác dụng phụ, rủi ro và lợi ích dự kiến của từng loại điều trị là gì?
- Làm thế nào để giảm các tác dụng phụ?
- Giao tiếp của bệnh nhân sẽ ra sao với từng loại điều trị trên?
- Cơ hội ăn uống bình thường là bao nhiêu
- Làm thế nào để chuẩn bị cho điều trị?
- Liệu điều trị có cần nhập viện không, và nếu cần thì cần bao lâu?
- Chi phí điều trị và bảo hiểm có chi trả không?
- Điều trị sẽ ảnh hưởng đến cuộc sống, công việc và các hoạt động khác như thế nào?
- Nghiên cứu lâm sàng có phải là một lựa chọn tốt không?
- Bác sĩ có thể đề xuất một chuyên gia thứ hai dựa trên phương án điều trị lựa chọn không?
- Tái khám theo dõi mấy lần trong năm và trong bao lâu?

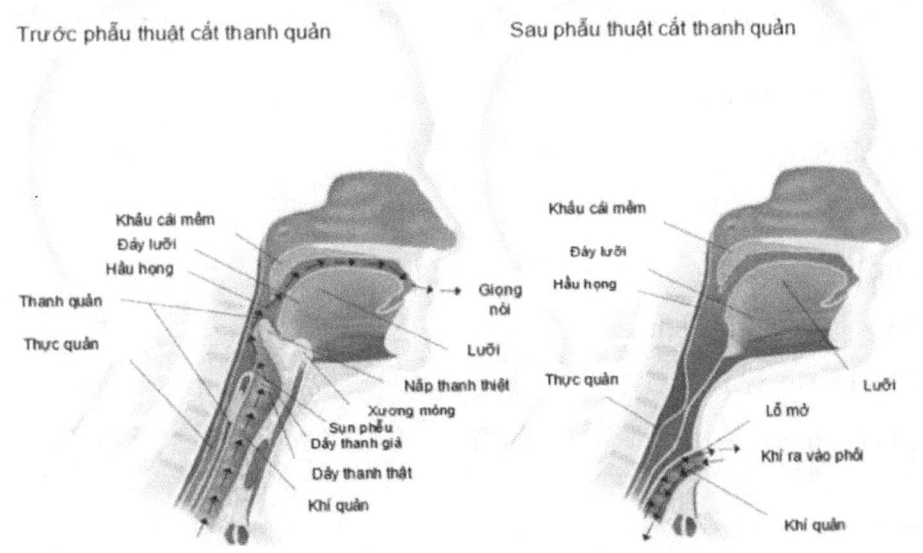

CHƯƠNG 2: CÁC LOẠI PHẪU THUẬT CẮT THANH QUẢN, KẾT QUẢ, GIẢM ĐAU VÀ CÁC LỰA CHỌN THAY THẾ

Các loại phẫu thuật lấy bỏ thanh quản

Điều trị ung thư thanh quản thường bao gồm phẫu thuật. Bác sĩ có thể sử dụng dao mổ hoặc laser. Phẫu thuật bằng laser thực hiện bằng cách sử dụng một thiết bị tạo ra một tia sáng mạnh cắt hoặc tiêu diệt các mô.

Có hai loại phẫu thuật để lấy bỏ ung thư thanh quản:

Lấy bỏ một phần của thanh quản: Bác sĩ loại bỏ chỉ phần của thanh quản chứa khối u.

Lấy bỏ toàn bộ thanh quản: Bác sĩ loại bỏ cả thanh quản và một số mô lân cận.

Những nhóm hạch bạch huyết gần hoặc dẫn lưu cho vị trí có khối u có thể được lấy ra trong cả hai loại phẫu thuật.

Bệnh nhân có thể cần phẫu thuật tái tạo hoặc phẫu thuật tạo hình để phục hồi lại các mô bị ảnh hưởng. Bác sĩ có thể lấy mô từ các nơi khác của cơ thể để tái tạo lại vị trí của phẫu thuật ở họng và/hoặc cổ.

Thời gian cần để phục hồi sau phẫu thuật khác nhau giữa các bệnh nhân.

Kết quả của phẫu thuật

Kết quả chính của phẫu thuật có thể bao gồm tất cả hoặc một số trong những điều sau:

- Sưng cổ họng và cổ
- Đau tại chỗ
- Mệt mỏi
- Tăng tiết dịch nhầy
- Thay đổi về ngoại hình
- Tê, cứng hay yếu cổ
- Mở khí quản

Hầu hết mọi người cảm thấy yếu hoặc mệt mỏi trong một thời gian sau phẫu thuật, có cổ họng sưng to và đau và không thoải mái trong vài ngày đầu tiên. Thuốc giảm đau có thể giảm bớt một số triệu chứng này. (Xem quản lý đau, trang 101)

Phẫu thuật có thể làm thay đổi khả năng nuốt, ăn uống hoặc nói chuyện. Tuy nhiên, không phải tất cả các tác động này là vĩnh viễn, như sẽ đề cập ở phần sau trong hướng dẫn (xem các chương 6 và 11). Những người mất khả năng nói chuyện sau phẫu thuật có thể giao tiếp bằng việc viết trên một cuốn sổ, bảng viết (như magic slate), điện thoại di động hoặc máy tính. Trước phẫu thuật, có thể tạo một bản ghi âm cho máy trả lời tự động hoặc hộp thư thoại để thông báo cho người gọi về khó khăn trong việc nói chuyện của mình

Thanh quản điện tử có thể được sử dụng để nói chuyện trong vài ngày sau phẫu thuật. (Xem thêm phần thanh quản điện tử)

Chuẩn bị cho phẫu thuật

Trước khi phẫu thuật, cần thảo luận một cách cẩn thận với bác sĩ về tất cả các phương án điều trị và phẫu thuật có sẵn và về kết quả ngắn hạn và dài hạn của chúng. Những bệnh nhân trước phẫu thuật có thể cảm thấy lo lắng và căng thẳng cần phải có một người thân cùng tham gia thảo luận với bác sĩ. Điều quan trọng là có thể tự do đặt câu hỏi và thảo luận bất kỳ mối quan tâm nào và yêu cầu làm rõ. Có thể phải nhắc lại vài lần cho đến khi bệnh nhân hiểu. Có thể cần phải chuẩn bị trước những câu hỏi trước khi gặp bác sĩ và ghi ra những thông tin đã nhận được

Ngoài cuộc thảo luận với bác sĩ phẫu thuật, cũng quan trọng để gặp các nhân viên y tế sau đây:

- Bác sĩ nội khoa hoặc bác sĩ gia đình
- Bất kỳ bác sĩ chuyên khoa cho bệnh lý riêng biệt (ví dụ: bác sĩ tim mạch, bác sĩ hô hấp ….)
- Bác sĩ xạ trị
- Bác sĩ hóa trị
- Bác sĩ gây tê
- Bác sĩ nha khoa
- Chuyên gia âm ngữ trị liệu
- Công tác xã hội hoặc tư vấn tâm lý
- Chuyên gia dinh dưỡng

Cũng rất hữu ích để gặp gỡ những người đã trải qua phẫu thuật cắt thanh quản. Họ có thể hướng dẫn bệnh nhân về các lựa chọn giao tiếp trong tương lai, chia sẻ một số kinh nghiệm của họ và động viên tinh thần.

Lựa chọn phương án thứ hai

Khi có một chẩn đoán mới đòi hỏi bệnh nhân phải lựa chọn giữa một số phương án điều trị, bao gồm cả phẫu thuật, việc nhận ý kiến thứ hai rất quan trọng. Có thể có nhiều phương pháp y tế và phẫu thuật khác nhau và ý kiến thứ hai (hoặc thậm chí là thứ ba) có thể rất có giá trị. Nhận ý kiến từ các bác sĩ có kinh nghiệm trong vấn đề cụ thể là một quyết định khôn ngoan. Có nhiều tình huống khi điều trị không thể đảo ngược. Đây là lý do tại sao việc chọn phương án điều trị sau khi tham khảo ý kiến ít nhất một chuyên gia khác là rất quan trọng.

Một số người có thể do dự khi yêu cầu được giới thiệu để tham khảo ý kiến một bác sĩ khác cho ý kiến thứ hai. Một số người có thể sợ rằng điều này sẽ được hiểu là họ không tin tưởng vào bác sĩ chuyên trị của họ hoặc có nghi ngờ về khả năng của họ. Hầu hết các bác sĩ khuyến khích bệnh nhân của họ tham khảo ý kiến thứ hai và họ sẽ không cảm thấy bị xúc phạm hoặc bị đe dọa bởi yêu cầu như vậy. Hơn nữa, nhiều công ty bảo hiểm y tế hoan nghênh điều này.

Bác sĩ thứ hai có thể đồng ý với chẩn đoán và kế hoạch điều trị của bác sĩ đầu tiên. Hoặc ngược lại, bác sĩ khác có thể đề xuất một cách tiếp cận khác. Dù sao, bệnh nhân sẽ có thêm thông tin quý báu và cảm giác kiểm soát hơn. Cuối cùng, bệnh nhân có thể cảm thấy tự tin hơn về quyết định mình đưa ra, khi đã được tham khảo tất cả các lựa chọn.

Việc thu thập hồ sơ y tế và gặp một bác sĩ khác có thể mất một thời gian và công sức. Nói chung, sự trì hoãn trước khi bắt đầu điều trị không làm giảm hiệu quả điều trị. Tuy nhiên, bệnh nhân nên thảo luận về bất kỳ sự trì hoãn nào có thể xảy ra với bác sĩ.

Có nhiều cách để tìm một chuyên gia cho ý kiến thứ hai. Bạn có thể yêu cầu được giới thiệu cho một chuyên gia khác từ bác sĩ chính, hiệp hội y tế địa phương hoặc tiểu bang, bệnh viện gần đó hoặc một trường y. Mặc dù bệnh nhân mắc ung thư thường đang gấp rút muốn điều trị và loại bỏ khối u càng sớm càng tốt, việc chờ đợi ý kiến thứ hai có thể đáng giá.

Quản lý đau sau phẫu thuật

Mức độ đau sau phẫu thuật cắt thanh quản (hoặc bất kỳ phẫu thuật đầu cổ nào khác) là một trạng thái rất chủ quan, nhưng theo một nguyên tắc chung, phẫu thuật càng phức tạp, bệnh nhân càng có khả năng trải qua đau đớn nhiều. Các loại phẫu thuật tái tạo, trong đó mô được chuyển (gọi là vạt) từ cơ ngực, cánh tay, đùi, ruột non (jejunum), hoặc kéo dạ dày lên, thường liên quan đến đau đớn gia tăng hoặc kéo dài hơn.

Những người trải qua phẫu thuật cắt bỏ vùng cổ một cách toàn bộ (radical neck dissection) như một phần của phẫu thuật có thể trải qua đau đớn nhiều hơn. Hiện nay, hầu hết các bệnh nhân trải qua "cắt bỏ vùng cổ một cách cải tiến" (modified radical neck dissection) trong đó dây thần kinh cơ sống (spinal accessory nerve) không bị loại bỏ. Nếu dây thần kinh cơ sống bị cắt hoặc loại bỏ trong quá trình phẫu thuật, người bệnh có khả năng gặp khó khăn về đau vai, cứng cổ, và mất khả năng cử động trong dài hạn. Một số biểu hiện đau đớn liên quan đến phẫu thuật này có thể được ngăn ngừa thông qua việc tập thể dục và vật lý trị liệu.

Đối với những người trải qua đau đớn kéo dài do cắt thanh quản hoặc bất kỳ phẫu thuật đầu cổ nào khác, việc được đánh giá bởi chuyên gia quản lý đau thường rất hữu ích. (Xem Quản lý đau, trang 101)

CHƯƠNG 3: TÁC DỤNG PHỤ CỦA ĐIỀU TRỊ XẠ TRỊ CHO UNG THƯ ĐẦU VÀ CỔ

Điều trị bằng tia X (xạ trị) thường được sử dụng để điều trị ung thư đầu và cổ. Mục tiêu của xạ trị là tiêu diệt tế bào ung thư. Bởi vì những tế bào này chia nhỏ và phát triển nhanh hơn so với tế bào bình thường, chúng dễ bị tiêu diệt bởi tia X. Ngược lại, tuy chúng có thể bị hại, tế bào khỏe mạnh nói chung có thể hồi phục.

Nếu xạ trị được khuyến nghị, bác sĩ chuyên khoa xại trị thiết lập một kế hoạch điều trị bao gồm tổng liều lượng tia X sẽ được xạ, số lần xạ và thời gian tiến hành. Những điều này dựa trên loại và vị trí của khối u, tình trạng sức khỏe tổng quát của bệnh nhân và các điều trị khác đã hoặc đang thực hiện.

Tác dụng phụ của xạ trị đối với ung thư đầu và cổ được chia thành tác dụng phụ sớm (cấp) và tác dụng phụ kéo dài (mạn). Tác dụng phụ sớm xảy ra trong quá trình điều trị và trong giai đoạn ngay sau điều trị (khoảng 2-3 tuần sau khi hoàn thành một đợt xạ trị). Tác dụng phụ mạn có thể xuất hiện bất cứ lúc nào sau đó, từ vài tuần đến vài năm sau đó.

Người bệnh thường bị ảnh hưởng nhiều nhất bởi các tác dụng phụ sớm của xạ trị, mặc dù chúng thường giảm đi theo thời gian. Tuy nhiên, vì các tác dụng phụ kéo dài có thể đòi hỏi sự chăm sóc suốt đời, việc nhận biết chúng là quan trọng để ngăn chúng xảy ra và/hoặc xử lý hậu quả của chúng. Hiểu biết về tác dụng phụ của tia X có thể giúp phát hiện sớm và quản lý một cách đúng đắn chúng.

Các cá nhân mắc bệnh ung thư đầu và cổ nên nhận tư vấn về tầm quan trọng của việc ngừng hút thuốc. Ngoài việc hút thuốc là một yếu tố nguy cơ lớn cho ung thư đầu và cổ, rủi ro mắc ung thư ở người hút thuốc còn được tăng cường bởi việc uống rượu bia. Việc hút thuốc cũng có thể ảnh hưởng đến tiên lượng về bệnh ung thư. Khi người ta tiếp tục hút thuốc cả trong và sau xạ trị, nó có thể làm tăng cường cường độ và thời gian của các phản ứng niêm mạc, làm trầm trọng tình trạng miệng khô và làm giảm kết quả điều trị của bệnh nhân. Người bệnh tiếp tục hút thuốc trong khi xạ trị có tỷ lệ sống thấp hơn so với những người không hút thuốc. (Xem phần "Tránh hút thuốc và cồn")

Tác dụng phụ sớm

Các tác dụng phụ sớm bao gồm viêm niêm mạc họng miệng (mucositis), đau khi nuốt (odynophagia), khó nuốt (dysphagia), khàn tiếng, giảm tiết nuuowsc bọt (xerostomia), đau vùng miệng mặt, viêm da, buồn nôn, nôn mửa và giảm cân. Những biến chứng này có thể gây cản trở và làm trễ quá trình điều trị. Một phần, các tác dụng phụ này xảy ra ở hầu hết bệnh nhân và thường giảm đi theo thời gian.

Mức độ của những tác dụng phụ này được ảnh hưởng bởi lượng và phương pháp xạ trị được sử dụng, vị trí và phạm vi của khối u, tình trạng sức khỏe tổng quát và thói quen của bệnh nhân (ví dụ, việc hút thuốc tiếp tục, tiêu thụ cồn).

Tổn thương da

Xạ trị có thể gây ra tác động như cháy nắm trên da, điều này có thể được làm nặng thêm bởi hóa trị. Nên tránh tiếp xúc với các chất kích thích hóa học tiềm năng, ánh nắng trực tiếp và gió, và việc dùng kem hoặc thuốc mỡ tại chỗ trước khi xạ trị có thể thay đổi độ sâu của tác động tia X. Có nhiều sản phẩm chăm sóc da có thể được sử dụng trong quá trình điều trị bằng tia X để bôi trơn và bảo vệ da.

Sự thay đổi trong vị giác

Bức xạ có thể gây ra sự thay đổi trong vị giác cũng như đau lưỡi. Những tác dụng phụ như vậy có thể làm giảm việc ăn uống của bệnh nhân. Sự thay đổi vị giác và đau lưỡi dần dần giảm đi ở hầu hết bệnh nhân sau một giai đoạn sáu tháng, mặc dù ở một số trường hợp việc phục hồi vị giác là không hoàn toàn. Nhiều người trải qua sự thay đổi vĩnh viễn trong vị giác của họ.

Viêm niêm mạc miệng họng (mucositis)

Xạ trị, cũng như hóa trị, gây tổn thương niêm mạc miệng họng, dẫn đến viêm niêm mạc miệng họng phát triển dần, thường là hai đến ba tuần sau khi bắt đầu xạ trị. Tần suất và mức độ viêm phụ thuộc vào vùng, tổng liều và thời gian của xạ trị. Hóa trị có thể làm tăng tình trạng này. Viêm niêm mạc miệng họng có thể đau và cản trở việc ăn uống và tình trạng dinh dưỡng của bệnh nhân.

Cách quản lý bao gồm việc vệ sinh miệng tỉ mỉ, điều chỉnh chế độ ăn uống và thuốc gây tê cục bộ kết hợp với chất trung hòa axit dạ dày và chất kháng nấm men. Nên tránh ăn thực phẩm cay, chua, cứng hoặc nóng, cũng như rượu bia. Có khả năng xảy ra nhiễm trùng thứ phát bởi vi khuẩn, virus (ví dụ: Herpes), và nấm (ví dụ: Candida). Có thể cần kiểm soát đau (bằng cách sử dụng thuốc gây mê hoặc gabapentin).

Viêm niêm mạc miệng có thể dẫn đến thiếu dinh dưỡng. Những người có cân nặng giảm nhiều hoặc thiếu nước tái diễn có thể cần được tiếp dưỡng qua sonde dạ dày.

Đau vùng miệng và mặt

Việc đau vùng miệng và mặt phổ biến ở bệnh nhân mắc bệnh ung thư đầu và cổ và xảy ra đến nửa số bệnh nhân trước khi tiếp xúc với tia X, tám mươi phần trăm bệnh nhân trong quá trình điều trị và khoảng một phần ba bệnh nhân sau sáu tháng điều trị. Đau có thể do viêm niêm mạc miệng họng, mà có thể bị trầm trọng hơn bởi hóa trị kết hợp, và do tổn thương từ khối u, nhiễm trùng, viêm nhiễm, và sẹo do phẫu thuật hoặc các điều trị khác. Quản lý đau bao gồm việc sử dụng thuốc giảm đau và thuốc gây mê. (Xem phần "Quản lý đau").

Buồn nôn và nôn ói

Xạ trị có thể gây buồn nôn. Khi nó xảy ra, nó thường xảy ra từ hai đến sáu giờ sau buổi xại trị và thường kéo dài khoảng hai giờ. Buồn nôn có thể đi kèm hoặc không đi kèm theo nôn ói.

Cách điều trị bao gồm:

- Ăn ít, nhiều bữa trong cả ngày thay vì ba bữa lớn. Buồn nôn thường trở nên nặng nếu dạ dày trống rỗng.
- Ăn từ từ, nhai thức ăn kỹ và thư giãn.
- Ăn thực phẩm lạnh hoặc ở nhiệt độ phòng. Mùi thức ăn nóng hoặc ấm có thể gây buồn nôn.
- Tránh thức ăn khó tiêu hóa, chẳng hạn như thức ăn cay hoặc thức ăn có nhiều dầu mỡ hoặc đi kèm với nước sốt đậm đà.
- Nghỉ ngơi sau bữa ăn. Khi nằm xuống, đầu nên được nâng cao khoảng 30cm.
- Uống nước và các chất lỏng khác giữa các bữa ăn thay vì uống cùng bữa ăn.
- Uống 6-8 ly nước mỗi ngày để ngăn ngừa mất nước. Đồ uống lạnh, viên đá, kem que hoặc thạch cũng là đủ.
- Ăn nhiều thức ăn vào một thời điểm trong ngày khi buồn nôn ít.
- Thông báo cho bác sĩ của mình trước mỗi đợt điều trị khi bạn có triệu chứng buồn nôn dai dẳng.

- Điều trị nôn ói dai dẳng ngay lập tức, vì điều này có thể dẫn đến mất nước.

Nôn mửa dai dẳng có thể gây mất lượng lớn nước và dinh dưỡng của cơ thể. Nếu nôn mửa kéo dài hơn ba lần mỗi ngày và bạn không uống đủ nước, nó có thể dẫn đến tình trạng mất nước. Tình trạng này có thể gây ra những biến chứng nghiêm trọng nếu không được điều trị.

Dấu hiệu của tình trạng mất nước bao gồm:

- Lượng nước tiểu ít
- Nước tiểu màu đậm
- Nhịp tim nhanh
- Đau đầu
- Da đỏ, khô
- Lưỡi bị phủ màng trắng
- Dễ kích thích và lo lắng

Nôn ói dai dẳng có thể làm giảm hiệu quả của các loại thuốc. Nếu nôn ói dai dẳng tiếp tục, xạ trị có thể tạm dừng. Việc cung cấp dịch bằng đường tĩnh mạch giúp cơ thể khôi phục dưỡng chất và điện giải.

Mệt mỏi

Mệt mỏi là một trong những tác dụng phụ phổ biến nhất của xạ trị. Xạ trị có thể gây ra mệt mỏi tích tụ (mệt mỏi tăng dần theo thời gian). Thường mệt mỏi kéo dài từ ba đến bốn tuần sau khi điều trị kết thúc, nhưng có thể kéo dài lên đến hai đến ba tháng.

Các yếu tố góp phần vào mệt mỏi là thiếu máu, giảm lượng thức ăn và nước, thuốc, suy giáp, đau, căng thẳng, trầm cảm và thiếu ngủ và nghỉ ngơi.

Nghỉ ngơi, phục hồi năng lượng và khắc phục các yếu tố góp phần như trên có thể cải thiện tình trạng mệt mỏi.

Tác dụng phụ khác

Những tác dụng phụ này bao gồm khít hàm (Xem trang …..) và vấn đề về thính giác (Xem trang …..).

Tác dụng phụ muộn

Tác dụng phụ muộn của điều trị bằng tia X bao gồm mất nước bọt vĩnh viễn, viêm sưng xương hàm (osteoradionecrosis), tổn thương thính giác (ototoxicity), sẹo xơ (fibrosis), phù bạch mạch, suy giáp và tổn thương các cấu trúc vùng cổ.

Sự khô miệng vĩnh viễn

Mặc dù miệng khô (xerostomia) sẽ cải thiện ở hầu hết mọi người theo thời gian, nó có thể kéo dài. Điều trị bao gồm việc sử dụng các loại thay thế nước bọt hoặc nước bọt nhân tạo và uống thường xuyên nước. Điều này có thể dẫn đến tiểu tiện thường xuyên vào ban đêm, đặc biệt ở nam giới bị phì đại tiền liệt tuyến và người có bàng quang nhỏ. Các loại thuốc như thuốc kích thích nước bọt (sialagogues), pilocarpine, amifostine, cevimeline và acupuncture đã sẵn có thể cải thiện tình trạng này.

Hoại tử xương hàm do xạ trị

Đây là một biến chứng tiềm ẩn nghiêm trọng có thể đòi hỏi can thiệp phẫu thuật và tạo hình. Tuỳ thuộc vào vị trí và mức độ của tổn thương, triệu chứng có thể bao gồm đau đớn, hơi thở có mùi khó chịu, thay đổi vị giác (dysgeusia), tê bì (anesthesia), cứng hàm, khó khăn trong việc nhai và nói chuyện, hình thành lỗ dò, gãy xương, và nhiễm trùng cục bộ, lan xung quanh hoặc hệ thống.

Xương hàm (xương hàm dưới) là xương thường bị ảnh hưởng nhiều nhất, đặc biệt là ở những người được điều trị bệnh ung thư hốc mũi. Việc nhổ răng và bệnh nha chu ở các các vùng xạ trị là các yếu tố chính gây ra hoại tử xương hàm. (Xem vấn đề nha khoa, trang 117) Trong một số trường hợp, cần phải lấy răng trước khi điều trị bằng tia X nếu chúng nằm ở trong khu vực chiếu xạ và quá nhiễm trùng hoặc quá hỏng để bảo tồn bằng cách trám hay lấy tủy. Răng sâu có thể là nguồn lây truyền nhiễm trùng đến xương hàm, điều này có thể đặc biệt khó điều trị sau khi đã tiếp xúc với tia X.

Việc điều trị các vấn đề về răng không thể bảo tồn hoặc bị bệnh trước khi điều trị bằng tia X có thể giảm nguy cơ mắc tình trạng này. Hoại tử xương hàm nhẹ có thể được điều trị theo cách dẫn lưu, kháng sinh và đôi khi siêu âm. Khi hoại tử mở rộng, thường thực hiện cắt bỏ rộng rãi, tiếp theo là phục hồi bằng cách tái tạo vi mạch.

Việc điều trị nha khoa định kỳ có thể giảm nguy cơ phát triển vấn đề này. (Xem vấn đề nha khoa, trang 117) Việc sử dụng thuốc fluor đặc biệt có thể giúp đối phó với các vấn đề nha khoa, cùng với việc chải răng, sử dụng chỉ nha khoa và làm sạch định kỳ bởi nha sĩ.

Việc sử dụng điều trị bằng liệu pháp oxy cao áp(HBO) thường được áp dụng cho những bệnh nhân có nguy cơ hoặc những người bị hoại tử xương hàm. Tuy nhiên, chưa có bằng chứng về hiệu quả của HBO trong việc phòng ngừa và điều trị hoại tử xương hàm. (Xem điều trị bằng oxy hyperbaric, trang 119)

Bệnh nhân nên thông báo với nha sĩ của họ về việc điều trị bằng tia X trước khi nhổ răng hoặc phẫu thuật nha khoa. Việc sử dụng loạt liệu pháp oxy hyperbaric (HBO) trước và sau các thủ thuật này có thể ngăn ngừa hoại tử xương hàm. Điều này được khuyến nghị nếu răng bị ảnh hưởng nằm trong khu vực đã tiếp xúc với một liều lượng tia X cao. Tư vấn với bác sĩ chuyên khoa về xạ trị đã thực hiện điều trị tia X có thể giúp xác định mức độ tiếp xúc trước đó.

Xơ cứng và khít hàm

Liều lượng tia X cao tới đầu và cổ có thể gây ra xơ hóa. Tình trạng này có thể trở nên trầm trọng hơn sau khi phẫu thuật đầu và cổ nơi cổ sẽ phát triển thành cấu trúc xơ cứng và gây hạn chế về sự di chuyển. Xơ cứng bắt đầu muộn cũng có thể xảy ra ở niêm mạc họng và thực quản, dẫn đến tình trạng thắt nghẽn và vấn đề khớp thái dương hàm.

Xơ cứng của cơ nhai có thể dẫn đến việc không thể mở miệng, tình trạng này có thể tiến triển theo thời gian. Thường, việc ăn trở nên khó khăn hơn nhưng không ảnh hưởng đến khả năng nói chuyện. Khít hàm gây trở ngại cho việc chăm sóc và điều trị miệng đúng cách và có thể gây ra vấn đề về nói chuyện/nhai. Tình trạng này có bị làm trầm trọng hơn sau phẫu thuật trước khi điều trị bằng tia X. Các bệnh nhân dễ phát triển khít hàm thường là những người mắc bệnh ung thư hốc mũi, khẩu cái, và xoang hàm. Việc tiếp xúc tia X với khớp thái dương hàm (TMJ) có mạch máu cao và cơ nhai thường dẫn đến khít hàm. Khít hàm kéo dài dần dần dẫn đến xơ cứng. Khít hàm gây trở ngại cho việc chăm sóc và điều trị miệng đúng cách và có thể gây ra vấn đề về nói chuyện/nhai. Cố gắng mở miệng, tập luyện hàm và việc sử dụng thiết bị mở miệng động (TherabiteTM) có thể hữu ích. Thiết bị này ngày càng được sử dụng khi điều trị bằng tia X như một biện pháp dự phòng để ngăn ngừa khít hàm.

Tập thể dục có thể làm giảm sự căng cơ cổ và tăng khả năng di chuyển của cổ. Người bệnh cần phải thực hiện các bài tập này suốt đời để duy trì khả năng di chuyển cổ tốt. Điều này đặc biệt đúng khi sự cứng cổ xuất phát từ xạ trị. Việc nhận điều trị từ các chuyên gia về vật lý trị liệu có kinh nghiệm rất hữu ích. Sự can thiệp càng sớm càng tốt cho bệnh nhân. Một phương pháp điều trị mới sử dụng laser bên ngoài cũng hiệu quả.

Xơ cứng vùng đầu và cổ có thể trở nên trầm trọng hơn đối với những người đã phẫu thuật hoặc tiếp tục xạ trị. Xơ cứng sau điều trị bằng tia X cũng có thể bao gồm da và mô dưới da, gây ra sự khó chịu và phù bạch mạch.

Rối loạn nuốt do xơ cứng thường đòi hỏi sự thay đổi trong chế độ ăn uống, tăng cường niêm mạc họng, hoặc hướng dẫn lại cách nuốt, đặc biệt là đối với những người đã phẫu thuật và/hoặc điều trị hóa trị. Các bài tập luyện nuốt ngày càng được sử dụng như một biện pháp dự phòng. (Xem khó khăn trong việc nuốt, trang 91) Trong các trường hợp nặng, có thể xảy ra tình trạng co thắt niêm mạc họng toàn bộ hoặc một phần.

Vấn đề về việc lành vết thương

Một số người đã phẫu thuật lấy niêm mạc họng có thể gặp vấn đề về việc lành vết thương sau phẫu thuật, đặc biệt là ở những khu vực đã nhận tia X. Một số người có thể phát triển lỗ dò. Những vết thương lành chậm có thể được điều trị bằng kháng sinh và thay băng.

Phù bạch mạch

Tắc nghẽn của hệ thống bạch huyết dẫn đến phù bạch mạch. Phù nề vùng họng, thanh quản nhiều có thể làm trở ngại đối với việc thở và có thể cần mở khí quản tạm thời hoặc lâu dài. Phù bạch mạch, thắt niêm mạc và các rối loạn khác làm người bệnh có nguy cơ hít sặc và cần phải sử dụng sonde dạ dày tạm thời hoặc vĩnh viễn.

Suy giáp

Thường xuyên gặp phải ở bệnh nhân xạ trị là suy giảm chức năng tuyến giáp. Tần suất gặp của bệnh thay đổi; nó phụ thuộc vào liều lượng và giai đoạn của việc điều trị.

Thương tổn thần kinh

Tia X vào cổ có thể ảnh hưởng đến tủy sống, dẫn đến tình trạng tự giới hạn của viêm tủy ngang, được gọi là "Dấu Lhermitte". Bệnh nhân cảm thấy cảm giác giống như điện giật thường xuất hiện khi cúi đầu cổ. Tình trạng này hiếm khi phát triển thành viêm tủy ngang thực sự, có liên quan đến hội chứng Brown-Séquard (sự mất cảm giác và chức năng cơ bản do cắt ngang của tủy sống).

Độc cho tai (ototoxicity)
Tia X vào tai có thể gây ra viêm tai thanh dịch. Xạ trị liều cao có thể gây nên giảm thính lực tiếp nhận

Thương tổn các cấu trúc cổ
Sưng cổ và xơ cứng là hiện tượng phổ biến sau khi điều trị bằng tia X. Theo thời gian, sưng cổ có thể trở nên cứng, gây ra cảm giác cổ cứng. Thương tổn cũng có thể bao gồm hẹp động mạch cảnh, đột quỵ, gián đoạn động mạch cảnh và thương tổn bộ phận nhận cảm động mạch cảnh dẫn đến tăng huyết áp vĩnh viễn và tái phát (đột ngột và tái diễn)

CHƯƠNG 4: TÁC DỤNG PHỤ CỦA HÓA TRỊ ĐIỀU TRỊ UNG THƯ ĐẦU CỔ

Hóa trị điều trị ung thư đầu cổ được sử dụng kết hợp với chăm sóc hỗ trợ cho hầu hết bệnh nhân ung thư đầu cổ di căn hoặc tái phát nặng. Việc lựa chọn liệu pháp toàn thân cụ thể dựa trên thuốc hoá trị được sử dụng trong lần điều trị trước đó của bệnh nhân và cố gắng để bảo tồn các cơ quan bị ảnh hưởng. Chăm sóc hỗ trợ bao gồm phòng ngừa nhiễm trùng do tuỷ xương sẽ bị ức chế nghiêm trọng và duy trì chế độ dinh dưỡng đầy đủ.

Các lựa chọn điều trị bao gồm điều trị bằng một thuốc duy nhất và các phác đồ kết hợp thuốc với thuốc gây độc tế bào thông thường và/hoặc các thuốc nhắm trúng đích ở mức độ phân tử, kết hợp với chăm sóc hỗ trợ tối ưu. Hóa trị được thực hiện theo chu kỳ, xen kẽ giữa thời gian điều trị và nghỉ ngơi. Việc điều trị có thể kéo dài vài tháng hoặc thậm chí lâu hơn.

Trang web liệt kê tất cả các thuốc hóa trị và tác dụng phụ của chúng có tại: http://www.tirgan.com/chemolst.htm

Thuốc hóa trị thường được tiêm tĩnh mạch, hoạt động trên toàn bộ cơ thể bằng cách phá vỡ sự phát triển của tế bào ung thư. Hóa trị để điều trị ung thư đầu và cổ thường được thực hiện cùng lúc với xạ trị và được gọi là hóa xạ trị đồng thời. Hoá trị có thể được chỉ định dưới dạng hóa trị bổ trợ hoặc hóa trị tân bổ trợ.

Hóa trị bổ trợ được sử dụng để điều trị sau phẫu thuật nhằm giảm nguy cơ ung thư tái phát và tiêu diệt các tế bào ung thư có thể đã lây lan. Hóa trị tân hỗ trợ được thực hiện trước khi phẫu thuật để thu nhỏ kích thước khối u, giúp việc cắt bỏ dễ dàng hơn.

Hóa trị được thực hiện trước khi điều trị bằng hóa trị liệu được gọi là hóa trị cảm ứng.

Tác dụng phụ của hóa trị

Các tác dụng phụ có thể có của hóa trị xuất hiện tuỳ theo từng bệnh nhân. Một số bệnh nhân chịu ít tác dụng phụ, trong khi một số khác phải chịu nhiều tác dụng phụ hơn. Nhiều bệnh nhân không gặp tác dụng phụ cho đến khi kết thúc điều trị; trong nhiều trường hợp, những tác dụng phụ này không kéo dài.

Tuy nhiên, hóa trị có thể gây ra một số tác dụng phụ tạm thời. Mặc dù những triệu chứng này có thể nặng hơn khi có xạ trị kết hợp nhưng chúng thường biến mất dần dần sau khi kết thúc điều trị.

Các tác dụng phụ xuất hiện tuỳ vào (các) thuốc hóa trị được sử dụng. Những tác dụng phụ xuất hiện vì thuốc hóa trị hoạt động bằng cách tiêu diệt tất cả các tế bào đang phát triển tích cực. Các tế bào này bao gồm các tế bào của đường tiêu hóa, nang lông và tủy xương (tế bào sản sinh ra hồng cầu và bạch cầu), cũng như các tế bào ung thư.

Các tác dụng phụ thường gặp là buồn nôn, nôn, tiêu chảy, đau (viêm niêm mạc) trong miệng (dẫn đến các vấn đề về nuốt và nhạy cảm ở miệng và cổ họng), tăng khả năng nhiễm trùng, thiếu máu, rụng tóc, mệt mỏi, tê tay và chân, nghe kém, tổn thương thận, các vấn đề về chảy máu, khó chịu và vấn đề thăng bằng. Bác sĩ chuyên khoa ung thư và chuyên gia y tế khác sẽ theo dõi và điều trị những tác dụng phụ này.

Các tác dụng phụ phổ biến nhất bao gồm:

Giảm khả năng chống nhiễm trùng

Hóa trị có thể tạm thời làm giảm việc sản xuất bạch cầu (giảm bạch cầu đa nhân trung tính), khiến bệnh nhân dễ bị nhiễm trùng hơn. Tác dụng này có thể bắt đầu khoảng bảy ngày sau khi bắt đầu điều trị và khả năng đề kháng nhiễm trùng giảm tối đa thường là khoảng 10–14 ngày sau khi kết thúc hóa trị. Tại thời điểm đó, các tế bào máu thường bắt đầu tăng đều đặn và trở về bình thường trước khi đến chu kỳ hóa trị tiếp theo. Các dấu hiệu nhiễm trùng bao gồm sốt trên 100,4°F (38°C) và/hoặc đột ngột cảm giác như ốm. Trước khi tiếp tục hóa trị, xét nghiệm máu được thực hiện để đảm bảo rằng sự phục hồi của các tế bào bạch cầu đã xảy ra. Việc tiếp tục hóa trị có thể bị trì hoãn cho đến khi các tế bào máu phục hồi.

Bầm tím hoặc chảy máu

Hóa trị có thể gây ra vết bầm tím hoặc chảy máu vì các thuốc hoá trị được sử dụng làm giảm sản xuất tiểu cầu, thành phần trong quá trình đông máu. Chảy máu mũi, đốm hoặc ban xuất huyết trên da và chảy máu nướu răng có thể là dấu hiệu cho thấy tác dụng phụ này đã xảy ra.

Thiếu máu

Hóa trị có thể dẫn đến thiếu máu (số lượng hồng cầu thấp). Bệnh nhân thường cảm thấy mệt mỏi và khó thở. Thiếu máu nặng có thể được điều trị bằng truyền máu hoặc dùng thuốc thúc đẩy sản xuất hồng cầu.

Rụng tóc

Một số thuốc hóa trị có thể gây rụng tóc. Tóc hầu như luôn mọc trở lại trong khoảng thời gian 3-6 tháng sau khi quá trình hóa trị kết thúc. Cho đến khi tóc mọc lại, bệnh nhân có thể đội tóc giả, đội mũ, quấn khăn đầu hoặc khăn quàng cổ.

Đau miệng và loét miệng nhỏ

Một số thuốc hóa trị gây đau miệng (viêm niêm mạc), do đó, có thể cản trở việc nhai và nuốt, chảy máu miệng, khó nuốt, mất nước, ợ nóng, nôn mửa, buồn nôn và nhạy cảm với thức ăn mặn, cay và nóng/lạnh. Những thuốc hoá trị này cũng có thể gây loét khoang miệng liên quan đến hóa trị liệu (viêm miệng) dẫn đến khó khăn trong ăn uống.

Buồn nôn và nôn có thể được điều trị bằng thuốc chống buồn nôn. Súc miệng thường xuyên cũng có thể hữu ích. Những tác dụng phụ này có thể ảnh hưởng đến việc nuốt và chế độ dinh dưỡng. Theo đó, điều quan trọng là phải bổ sung vào chế độ ăn uống của bệnh nhân những đồ uống hoặc súp bổ dưỡng. Lời khuyên của chuyên gia dinh dưỡng có thể hữu ích để duy trì đủ dinh dưỡng.

Các thuốc gây độc tế bào gây ra đến các triệu chứng khó nuốt ở miệng, hầu họng và thực quản là các thuốc chống chuyển hóa như methotrexate và fluorouracil. Các liệu pháp hóa trị nhằm tăng nhạy cảm với xạ trị, với mục tiêu nâng cao tác dụng của xạ trị, cũng làm tăng tác dụng phụ của viêm niêm mạc do xạ trị.

Mệt mỏi

Hóa trị ảnh hưởng đến các cá nhân khác nhau theo những cách khác nhau. Một số người có thể có một cuộc sống bình thường trong quá trình điều trị, trong khi những người khác có thể thấy họ trở nên rất yếu và mệt mỏi và phải làm mọi việc từ tốn hơn. Bất kỳ loại thuốc hóa trị nào cũng có thể gây mệt mỏi. Cảm giác này có thể kéo dài trong vài ngày hoặc kéo dài cho đến khi kết thúc điều trị hoặc hơn. Các loại thuốc như vincristine, vinblastine và cisplatin thường gây mệt mỏi.

Các yếu tố góp phần gây ra mệt mỏi là thiếu máu, ăn và uống kém, thuốc men, suy giáp, đau đớn, căng thẳng, trầm cảm và thiếu ngủ và thiếu nghỉ ngơi.

Nghỉ ngơi, bảo tồn năng lượng và điều chỉnh các yếu tố góp phần nêu trên có thể làm giảm bớt sự mệt mỏi.

Các thông tin khác có thể được tìm thấy tại trang web của Viện Ung thư Quốc gia tại:

http://www.cancer.gov/cancertopics/pdq/supportivecare/oralcomplications/Patient/page5

CHƯƠNG 5: PHÙ BẠCH HUYẾT, SƯNG CỔ VÀ TÊ SAU XẠ TRỊ VÀ PHẪU THUẬT

Phù bạch huyết

Các mạch bạch huyết hút chất lỏng từ các mô khắp cơ thể và cho phép các tế bào miễn dịch di chuyển khắp cơ thể. Phù bạch huyết là hiện tượng ứ dịch bạch huyết và sưng nề mô cục bộ do hệ thống bạch huyết bị tổn thương. Phù bạch huyết, một biến chứng thường gặp của xạ trị và phẫu thuật đối với ung thư đầu và cổ, là sự tích tụ bất thường của chất lỏng giàu protein trong khoảng trống giữa các tế bào gây viêm mãn tính và phản ứng xơ hoá ở mô bị ảnh hưởng.

Xạ trị tạo ra sẹo làm cản trở chức năng của hệ bạch huyết. Các hạch bạch huyết vùng cổ thường được cắt bỏ cùng lúc cắt bỏ khối ung thư. Khi các bác sĩ phẫu thuật cắt bỏ các hạch này, họ cũng lấy đi hệ thống dẫn lưu bạch huyết và cắt đi một số dây thần kinh cảm giác. Thật không may, hầu hết các mạch bạch huyết và dây thần kinh bị cắt đứt đều sẽ bị đứt vĩnh viễn. Do đó, việc thoát dịch ở các vùng này sẽ mất nhiều thời gian hơn, dẫn đến sưng nề. Giống như ngập lụt sau một trận mưa lớn khi hệ thống thoát nước bị hỏng, phẫu thuật tạo ra một lượng dịch bạch huyết không thể thoát ra ngoài, cũng như cảm giác tê ở các vùng mà các dây thần kinh chi phối bị cắt đứt (thường ở cổ, cằm và sau tai). Kết quả là một số dịch bạch huyết không thể quay trở lại hệ tuần hoàn và tích tụ trong các mô.

Có hai loại phù bạch huyết có thể xuất hiện ở bệnh nhân ung thư đầu cổ: sưng tấy ngoài da hoặc mô mềm dưới da và sưng bên trong niêm mạc họng và thanh quản. Phù bạch huyết thường bắt đầu từ từ và tiến triển dần dần, hiếm khi gây đau đớn, gây khó chịu vì bệnh nhân có cảm giác nặng nề, đau nhức và có thể dẫn đến những thay đổi ở da.

Phù bạch huyết có nhiều giai đoạn:

Giai đoạn 0: Giai đoạn tiềm ẩn – Không thấy/sờ thấy được phù nề

Giai đoạn 1: Tích tụ dịch phù nề giàu protein, phù nề ấn lõm có thể giảm khi nâng cao phần bị phù.

Giai đoạn 2: Lõm tăng nặng, tăng sinh mô liên kết (xơ hóa)

Giai đoạn 3: Không ấn lõm, xuất hiện xơ hóa, xơ cứng và thay đổi da

Phù bạch huyết ở đầu và cổ có thể gây ra một số suy giảm chức năng.

Bao gồm các triệu chứng:

- Khó thở

- Suy giảm thị lực

- Hạn chế về vận động (giảm cử động cổ, cứng hàm hoặc khít hàm và tức ngực)

- Mất cảm giác

- Các vấn đề về lời nói, thanh âm và nuốt (không thể sử dụng thanh quản điện, khó phát âm, chảy nước dãi và rơi vãi thức ăn)

- Các vấn đề về cảm xúc (trầm cảm, thất vọng và xấu hổ)

May mắn thay, theo thời gian, hệ bạch huyết tìm ra cách thoát nước mới và tình trạng sưng nề thường giảm đi. Các chuyên gia về giảm phù nề (thường là các nhà vật lý trị liệu) có thể hỗ trợ bệnh nhân giúp tăng cường dẫn lưu dịch và rút ngắn thời gian bị sưng nề. Sự can thiệp này cũng có thể ngăn ngừa khu vực này bị sưng vĩnh viễn và ngăn ngừa xơ hóa.

Điều trị phù bạch huyết bao gồm:

- Dẫn lưu bạch huyết bằng tay (mặt và cổ, mạch bạch huyết sâu, các chi, trong miệng)

- Băng ép và quần áo bó.

- Bài tập khắc phục

- Chăm sóc da

- Băng trị liệu đàn hồi (Kinesiotape)

- Phục hồi chức năng ung thư

- Thuốc lợi tiểu, phẫu thuật cắt bỏ (giảm thể tích), hút mỡ, bơm nén và chỉ nâng cao đầu là những phương pháp điều trị không hiệu quả.

Cứng và sưng nề cổ do phù bạch huyết thường cải thiện theo thời gian. Ngủ ở tư thế nâng cao phần thân trên sẽ giúp để đẩy nhanh quá trình dẫn lưu dịch bạch huyết nhờ tác dụng của trọng lực. Chuyên gia điều trị phù bạch huyết có thể thực hiện và hướng dẫn dẫn lưu bạch huyết bằng tay để giúp giảm phù nề. Dẫn lưu bạch huyết bằng tay là một thủ thuật đặc biệt với các động tác xoa bóp da nhẹ nhàng để giúp chất lỏng bạch huyết bị tắc dẫn lưu vào máu đúng cách. Vận động và tập thể dục cũng rất quan trọng trong việc hỗ trợ dẫn lưu bạch huyết. Bác sĩ trị liệu phù bạch huyết ở vùng đầu cổ có thể dạy cho bệnh nhân các bài tập cụ thể để cải thiện phạm vi chuyển động của đầu và cổ.

Bác sĩ trị liệu phù bạch huyết ở vùng đầu cổ có thể chọn băng không co giãn hoặc quần áo bó để mặc ở nhà. Những quần áo, băng ép này tạo áp lực nhẹ nhàng lên các khu vực bị ảnh hưởng để giúp di chuyển chất lỏng bạch huyết và ngăn không cho nó tích tụ lại và sưng nề. Việc băng bó phải được thực hiện theo chỉ dẫn của bác sĩ chuyên khoa. Có một số lựa chọn về cách băng ép và loại quần áo, tùy thuộc vào vị trí của phù bạch huyết để cải thiện sự thoải mái và tránh các biến chứng do áp lực lên cổ.

Ngoài ra còn có các bài tập có thể làm giảm độ căng của cổ và tăng phạm vi chuyển động của cổ. Bệnh nhân cần thực hiện những bài tập này trong suốt cuộc đời để duy trì khả năng vận động tốt của cổ. Điều này đặc biệt đúng nếu cứng cổ là do xạ trị. Các nhà vật lý trị liệu có kinh nghiệm cũng có thể giúp phá vỡ tình trạng xơ hóa. Can thiệp càng sớm thì càng tốt.

Một phương thức điều trị mới giúp giảm phù bạch huyết, xơ hóa và cứng cơ cổ bằng cách chiếu tia laser ngoài da có thể được sử dụng. Phương pháp này sử dụng chùm tia laser năng lượng thấp được thực hiện bởi một nhà vật lý trị liệu có kinh nghiệm. Chùm tia laser xuyên qua các mô và được các tế bào hấp thụ, qua đó, thay đổi quá trình trao đổi chất của chúng. Chùm tia được tạo ra bởi Thiết bị Trị liệu Laser Di động LTU-904. (http://www.stepup-speakout.org/Laser%20Brochure.pdf). Phương pháp điều trị này có thể làm giảm phù bạch huyết ở cổ và mặt, đồng thời tăng phạm vi chuyển động ở đầu. Đây là một phương pháp không gây đau đớn được thực hiện bằng cách đặt thiết bị laser ở một số vị trí trên cổ trong khoảng thời gian khoảng 10 giây.

Hầu hết các nơi đều có các chuyên gia vật lý trị liệu chuyên về giảm sưng và phù nề. Hãy tham khảo ý kiến bác sĩ phẫu thuật để tìm hiểu xem liệu vật lý trị liệu có phải là phương pháp điều trị tốt cho bệnh phù bạch huyết hay không.

Mạng lưới Phù bạch huyết Quốc gia có một trang web (http://www.lympedema.org/resourceGuide/findTreatment.htm) chứa danh sách các chuyên gia điều trị phù bạch huyết ở Bắc Mỹ, Châu Âu và Úc.

Hướng dẫn tự xoa bóp mặt và cổ có sẵn tại:

http://www.aurorahealthcare.org/FYWB_pdfs/x23169.pdf

Tê da sau phẫu thuật

Các hạch bạch huyết cổ, hoặc các tuyến, thường bị cắt bỏ khi phẫu thuật cắt bỏ khối ung thư. Khi các bác sĩ phẫu thuật loại bỏ các tuyến này, họ cũng cắt bỏ một số dây thần kinh cảm giác chi phối phần dưới da mặt và cổ. Việc này tạo ra cảm giác tê ở những vùng được chi phối bởi các dây thần kinh đã bị cắt đứt. Một số vùng bị tê có thể lấy lại cảm giác trong những tháng sau phẫu thuật, nhưng những vùng khác có thể bị tê vĩnh viễn.

Hầu hết mọi người sẽ dần quen với cảm giác tê và có thể tránh gây ra tổn thương da do vật sắc nhọn, nhiệt hoặc sương giá. Đàn ông học cách không làm tổn thương vùng bị ảnh hưởng khi cạo râu bằng cách dùng máy cạo râu điện.

Vùng da bị tê cần được bảo vệ khỏi bị bỏng nắng bằng cách bôi kem chống nắng và/hoặc che chắn bằng quần áo. Có thể phòng ngừa bỏng lạnh bằng cách che khu vực đầu cổ bằng một chiếc khăn quàng cổ.

CHƯƠNG 6: PHƯƠNG PHÁP NÓI SAU KHI CẮT THANH QUẢN

Mặc dù phẫu thuật cắt bỏ toàn bộ thanh quản sẽ loại bỏ toàn bộ thanh quản (dây thanh quản/ hộp nói), nhưng hầu hết những người bị cắt thanh quản đều có thể nói được theo phương pháp mới. Khoảng 85-90% người bị cắt thanh quản học nói bằng một trong ba phương pháp nói chính được mô tả dưới đây. Khoảng 10% không giao tiếp bằng lời nói mà có thể sử dụng máy tính hoặc các phương pháp khác để giao tiếp.

Người bình thường nói bằng cách thở ra không khí từ phổi để làm rung dây thanh âm. Những âm thanh rung động này được lưỡi, môi và răng biến đổi trong miệng để tạo ra âm thanh tạo thành lời nói. Mặc dù dây thanh âm, nguồn phát ra âm thanh, bị cắt bỏ trong quá trình cắt thanh quản toàn phần, nhưng các dạng giọng nói khác có thể được tạo ra bằng cách sử dụng một đường dẫn khí mới và một phần đường thở khác để rung. Một phương pháp khác là tạo ra rung động bằng một nguồn nhân tạo đặt ở bên ngoài cổ họng hoặc miệng, sau đó sử dụng các bộ phận của miệng để tạo thành lời nói.

Các phương pháp được sử dụng để nói lại tùy thuộc vào loại phẫu thuật. Một số người có thể bị giới hạn ở một phương pháp duy nhất, trong khi những người khác có thể có nhiều lựa chọn hơn.

Mỗi phương pháp đều có những đặc điểm, ưu điểm và nhược điểm riêng. Mục tiêu của việc đạt được phương pháp nói mới là đáp ứng nhu cầu giao tiếp riêng biệt của mỗi bệnh nhân bị cắt thanh quản.

Các nhà nghiên cứu bệnh học về lời nói và ngôn ngữ (SLP) có thể hỗ trợ và hướng dẫn những bệnh nhân bị cắt thanh quản sử dụng các phương pháp và/hoặc thiết bị một cách chính xác để có được lời nói dễ hiểu nhất. Lời nói được cải thiện đáng kể từ sáu tháng đến một năm sau khi cắt toàn bộ thanh quản. Phục hồi chức năng giọng nói tích cực có giúp cải thiện khả năng nói tốt hơn.

Ba phương pháp nói chính sau phẫu thuật cắt thanh quản là:

Giọng nói khí-thực quản

Khi sử dụng giọng nói khí-thực quản, không khí từ phổi được thở ra từ khí quản vào thực quản thông qua một bộ phận giả giọng nói nhỏ bằng silicon và các rung động được tạo ra bởi phần dưới của họng (Sơ đồ).

Bộ phận giả giọng nói được đưa vào lỗ thông (gọi là lỗ thông khí quản thực quản hoặc TEP) do bác sĩ phẫu thuật tạo ra ở phía sau lỗ mở khí quản ra da. Lỗ thông được thực hiện ở phía sau khí quản và đi vào thực quản. Lỗ giữa khí quản và thực quản có thể được thực hiện cùng lúc với phẫu thuật cắt thanh quản (lỗ thông sơ cấp) hoặc sau khi vết thương phẫu thuật đã lành (lỗ thông thứ cấp). Một ống nhỏ, được gọi là bộ phận giả giọng nói, được đưa vào lỗ này và ngăn không cho lỗ thủng đóng lại. Ống có van một chiều ở cuối phía thực quản, cho phép không khí đi vào thực quản nhưng ngăn chất lỏng nuốt vào đi qua ống và lọt vào khí quản và phổi.

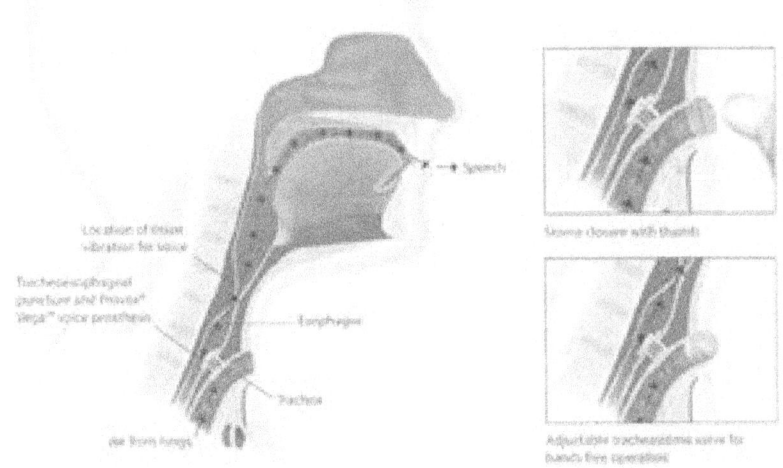

Có thể nói bằng cách chuyển không khí thở ra qua bộ phận giả vào thực quản bằng cách tạm thời bịt lỗ mở khí quản. Bệnh nhân thực hiện bằng cách bịt kín nó bằng ngón tay hoặc bằng cách ấn vào bộ lọc Bộ trao đổi nhiệt và ẩm (HME) được đeo trên lỗ mở khí quản ra da. (Xem Ưu điểm của HME, trang 65). HME giúp phục hồi một phần chức năng mũi đã bị mất. Một số người sử dụng HME (van nói tự động) "rảnh tay" được kích hoạt bằng giọng nói (Xem Sử dụng HME rảnh tay, trang 69).

Sau khi bịt lỗ mở khí quản, không khí ở phổi di chuyển qua bộ phận giả vào thực quản làm thành và đỉnh thực quản rung. Những rung động này được miệng (lưỡi, môi, răng, v.v.) sử dụng để tạo ra âm thanh của lời nói.

Có hai loại bộ phận giả giọng nói khác nhau: loại bệnh nhân có thể tự đổi được, được thiết kế để bệnh nhân hoặc một người khác có thể tự đổi được, và loại gắn trong, được thiết kế để một chuyên gia y tế mới có thể thay đổi được (bác sĩ tai mũi họng hoặc SLP).

HME hoặc van rảnh tay có thể được gắn phía trước lỗ mở khí quản theo nhiều cách khác nhau: bằng miếng dán (hoặc tấm chân đế) được dán keo hoặc dán băng keo vào da phía trước lỗ mở khí quản, hoặc bằng ống thanh quản hoặc nút lỗ mở khí quản được đặt bên trong lỗ mở khí quản.

Bệnh nhân sử dụng bộ phận giả giọng nói có kết quả tốt nhất về khả năng nghe hiểu lời nói sau sáu tháng và một năm sau khi cắt thanh quản toàn phần.

Giọng nói thực quản

Trong giọng nói thực quản, các rung động được tạo ra bởi không khí được "ợ" ra khỏi thực quản (Sơ đồ 3). Phương pháp này không yêu cầu bất kỳ thiết bị nào.

Trong số ba loại giọng nói chính sau phẫu thuật cắt thanh quản, giọng nói thực quản thường mất nhiều thời gian nhất để học. Tuy nhiên, nó có một số ưu điểm, trong đó ít nhất bao gồm việc không bị phụ thuộc vào các thiết bị và sự phối hợp giữa các thiết bị.

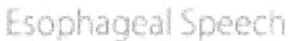

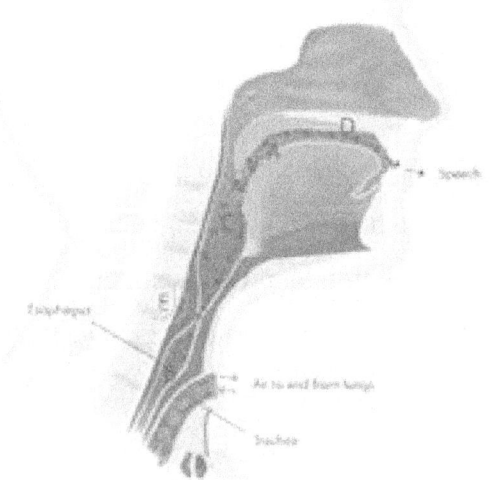

Một số nhà SLP quen thuộc với giọng nói thực quản và có thể hỗ trợ những bệnh nhân cắt thanh quản học phương pháp này. Sách và băng tự học cũng có thể giúp ích trong việc học phương pháp nói này.

Giọng nói thanh quản điện hoặc thanh quản nhân tạo

Các rung động trong phương pháp nói này được tạo ra bởi một máy rung hoạt động bằng pin bên ngoài (được gọi là thanh quản điện hoặc thanh quản nhân tạo) thường được đặt trên má hoặc dưới cằm (Sơ đồ 4).

Nó tạo ra rung động ù ù đến cổ họng và miệng của người sử dụng. Sau đó, người đó sửa đổi âm thanh bằng miệng để tạo ra âm thanh lời nói.

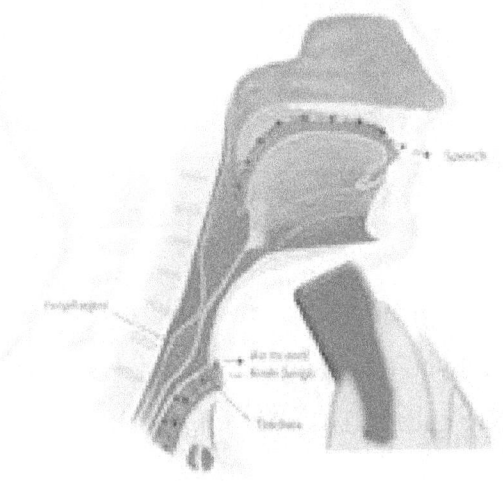

Có hai phương pháp chính để truyền âm thanh rung do thanh quản nhân tạo tạo ra vào cổ họng và miệng. Một phương pháp là đưa thẳng vào miệng bằng một ống giống như ống hút và phương pháp kia qua da cổ hoặc mặt. Trong phương pháp sau, thanh quản điện (EL) được giữ ở mặt hoặc cổ.

EL thường được sử dụng bởi những bệnh nhân cắt thanh quản ngay sau khi họ bị cắt thanh quản trong khi họ vẫn đang nằm viện. Do cổ bị sưng và các vết khâu sau phẫu thuật nên đường truyền rung trong miệng được ưu tiên hơn vào thời điểm đó. Nhiều bệnh nhân cắt thanh quản có thể học các phương pháp nói khác sau này. Tuy nhiên, họ vẫn có thể sử dụng EL để dự phòng trong trường hợp gặp vấn đề với các phương pháp nói khác.

Các phương pháp nói khác

Một thanh quản nhân tạo khí nén (còn gọi là Thanh quản Tokyo) cũng có thể tạo ra giọng nói. Phương pháp này sử dụng không khí từ phổi để làm rung thanh lưỡi gà hoặc vật liệu cao su để tạo ra âm thanh (Hình 1). Cốc của thiết bị được đặt trên lỗ mở khí quản và ống của nó được đưa vào miệng. Âm thanh phát ra được đưa vào miệng qua ống. Nó không sử dụng bất kỳ pin nào và tương đối rẻ tiền.

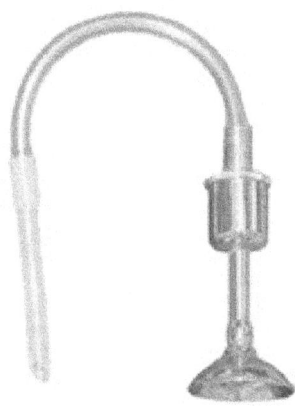

Hình 1: Thanh quản nhân tạo khí nén

Những người không thể sử dụng bất kỳ phương pháp nào ở trên có thể sử dụng giọng nói do máy tính tạo ra bằng máy tính xách tay hoặc thiết bị hỗ trợ giọng nói. Người dùng gõ những gì họ muốn nói trên bàn phím và máy tính sẽ nói to những gì đã gõ. Một số điện thoại di động có thể hoạt động theo cách tương tự.

Thở cơ hoành và lời nói

Thở cơ hoành (còn gọi là thở bụng) là hành động thở chậm và sâu vào phổi bằng cách sử dụng cơ hoành thay vì sử dụng cơ lồng ngực. Khi thở bằng cơ hoành, bụng sẽ nở ra thay vì ngực. Phương pháp thở này cho phép sử dụng nhiều hơn dung tích phổi để lấy oxy và thải khí bicarbonate. Những người thở bằng cổ thường là những người thở nông và sử dụng một phần dung tích phổi tương đối nhỏ hơn. Làm quen với việc hít vào bằng cách sử dụng cơ hoành có thể làm tăng sức bền và cũng cải thiện khả năng nói giọng thực quản và giọng khí-thực quản.

Tăng âm lượng giọng nói bằng bộ khuếch đại giọng nói

Một trong những vấn đề gặp phải khi sử dụng giọng nói khí-thực quản hoặc thực quản là âm lượng yếu. Sử dụng bộ khuếch đại giọng nói đeo ở dây thắt lưng có thể giúp một người nói ít tốn sức hơn và người khác có thể nghe thấy ngay cả ở những nơi ồn ào. Việc này cũng có thể giúp ngừa vỡ lớp đệm kín của lỗ mở khí quản vì bệnh nhân sử dụng giọng nói khí-thực không cần phải tạo luồng không khí thở ra với áp suất mạnh để thở ra không khí qua bộ phận giả giọng nói.

Nói chuyện qua điện thoại

Nói chuyện điện thoại thường gây khó khăn cho bệnh nhân cắt thanh quản. Lời nói của họ đôi khi khó hiểu và một số người thậm chí có thể cúp điện thoại khi nghe thấy.

Tốt nhất là thông báo cho bên kia về những khó khăn khi nói của bệnh nhân bằng cách hỏi họ trước tiên "bạn có nghe thấy tôi nói không?". Điều này có thể giúp bệnh nhân cắt thanh quản thông báo và giải thích cho đầu dây bên kia về những khó khăn khi nói của họ.

Hiện có những loại điện thoại có thể khuếch đại giọng nói phát ra, giúp dễ dàng nghe và hiểu lời nói của các bệnh nhân cắt thanh quản.

Một dịch vụ điện thoại toàn quốc cho phép một người có giọng nói khó hiểu có thể giao tiếp qua điện thoại với sự trợ giúp của một Trợ lý Giao tiếp đã được đào tạo đặc biệt. Không cần có điện thoại đặc biệt để sử dụng dịch vụ này. Gọi đến số 711 để sử dụng Dịch vụ Chuyển tiếp Viễn thông (TRS) ở bất kỳ đâu tại Hoa Kỳ. TRS tạo điều kiện cho một hoặc nhiều người bị khuyết tật về ngôn ngữ và thính giác có thể trò chuyện qua điện thoại. Tất cả các nhà cung cấp dịch vụ viễn thông ở Hoa Kỳ, bao gồm các nhà cung cấp dịch vụ điện thoại có dây, không dây và trả tiền đều phải cung cấp dịch vụ 711.

Gửi tin nhắn bằng văn bản qua điện thoại di động (điện thoại thông minh hoặc điện thoại di động) có thể giúp người bệnh giao tiếp ở những nơi ồn ào hoặc khi họ gặp các khó khăn trong giao tiếp khác.

CHƯƠNG 7: CHẤT NHẦY VÀ CHĂM SÓC HÔ HẤP

Sản xuất chất nhầy là cách cơ thể bảo vệ và duy trì sức khỏe của khí quản và phổi. Nó có tác dụng bôi trơn các đường hô hấp này và giữ ẩm cho chúng. Sau khi phẫu thuật cắt thanh quản, khí quản mở ra ở lỗ khí quản và các BN cắt thanh quản không còn khả năng ho ra chất nhầy vào miệng rồi nuốt hoặc xì mũi. Việc ho và làm sạch chất nhầy vẫn rất quan trọng; tuy nhiên, điều này phải được thực hiện thông qua lỗ KQ.

Ho ra chất nhầy qua lỗ khí quản là cách duy nhất để các bệnh nhân bị cắt thanh quản có thể giữ cho khí quản và phổi của chúng không có bụi, chất bẩn, sinh vật và các chất gây ô nhiễm khác xâm nhập vào đường thở. Bất cứ khi nào có cảm giác muốn ho hoặc hắt hơi, người bị cắt thanh quản phải nhanh chóng tháo nắp lỗ thông hoặc Bộ trao đổi nhiệt và ẩm (HME) và dùng khăn giấy hoặc khăn tay che lỗ thông để hứng chất nhầy.

Độ đặc của chất nhầy tốt nhất là trong hoặc gần như trong và nhiều nước. Tuy nhiên, tính nhất quán như vậy không dễ duy trì do sự thay đổi của môi trường và thời tiết. Các bước có thể được thực hiện thường xuyên để duy trì việc sản xuất chất nhầy lành mạnh như dưới đây.

Sản xuất chất nhầy và tăng độ ẩm không khí

Trước khi trở thành người bị cắt thanh quản, không khí hít vào của một cá nhân được làm ấm bằng nhiệt độ cơ thể, được làm ẩm và làm sạch sinh vật và các hạt bụi ở phần trên của hệ hô hấp. Vì các chức năng này không xảy ra sau phẫu thuật cắt thanh quản nên điều quan trọng là phải khôi phục các chức năng đã mất trước đây do phần trên của hệ hô hấp cung cấp.

Sau phẫu thuật cắt thanh quản, không khí hít vào không bị làm ẩm khi đi qua mũi và miệng; theo đó, khí quản bị khô, kích ứng và sản xuất quá nhiều chất nhầy. May mắn thay, khí quản dần trở nên chịu được không khí khô hơn theo thời gian. Tuy nhiên, khi độ ẩm quá thấp, khí quản có thể bị khô, nứt và chảy máu. Nếu chảy máu nhiều hoặc không đáp ứng với việc tăng độ ẩm, nên tham khảo ý kiến bác sĩ. Và nếu có lo lắng đến số lượng hoặc màu sắc của chất nhầy, người ta nên liên hệ với bác sĩ.

Khôi phục độ ẩm của không khí hít vào sẽ làm giảm việc sản xuất quá nhiều chất nhầy đến mức thích hợp. Điều này sẽ làm giảm nguy cơ ho bất ngờ và làm tắc HME. Tăng độ ẩm trong nhà lên độ ẩm tương đối 40-50% (không cao hơn) có thể giúp giảm sản xuất chất nhầy và giữ cho lỗ khí quản và khí quản không bị khô, nứt và chảy máu. Ngoài việc gây đau đớn, những vết nứt này còn có thể trở thành con đường cho sự nhiễm trùng.

Các bước để đạt được độ ẩm tốt hơn bao gồm:

- Đeo HME 24/7 để giữ độ ẩm khí quản cao hơn và giữ nhiệt bên trong phổi
- Làm ướt tấm che lỗ KQ để hít thở không khí ẩm (ở những người mặc tấm che lỗ KQ). Mặc dù kém hiệu quả hơn HME, nhưng việc làm ẩm bộ lọc bọt hoặc nắp lỗ khí bằng nước sạch cũng có thể hỗ trợ tăng độ ẩm.
- Uống đủ chất lỏng để giữ nước tốt
- Bơm nước muối 3-5 cc vào khí quản vào lỗ khí ít nhất hai lần một ngày
- Tắm hơi hoặc hít hơi nước từ ấm trà (từ khoảng cách an toàn) cũng có thể làm giảm tình trạng khô
- Sử dụng máy tạo độ ẩm trong nhà để đạt độ ẩm khoảng 40-50% và mua ẩm kế để theo dõi độ ẩm. Điều này quan trọng cả vào mùa hè khi sử dụng điều hòa và vào mùa đông khi sử dụng hệ thống sưởi
- Hít hơi do nước sôi hoặc tắm nước nóng tạo ra

Có hai loại máy tạo độ ẩm di động - hơi nước và chất bay hơi. Máy đo độ ẩm kỹ thuật số (gọi là máy đo độ ẩm) có thể hỗ trợ kiểm soát mức độ ẩm. Theo thời gian khi đường thở điều chỉnh được, nhu cầu luôn sử dụng máy tạo độ ẩm có thể giảm đi.

Chăm sóc đường thở và cổ, đặc biệt khi mùa đông lạnh hoặc ở nơi cao

Mùa đông và độ cao có thể gây khó khăn cho bệnh nhân bị cắt thanh quản. Không khí ở độ cao loãng hơn và lạnh hơn và do đó khô hơn. Trước khi phẫu thuật cắt thanh quản, không khí được hít vào qua mũi, nơi nó trở nên ấm và ẩm trước khi đi vào phổi. Sau phẫu thuật cắt thanh quản, không khí không còn được hít vào bằng mũi nữa và đi thẳng vào khí quản qua lỗ khí quản. Không khí lạnh khô hơn không khí ấm và gây khó chịu cho khí quản hơn. Điều này là do không khí lạnh chứa ít độ ẩm hơn và do đó có thể làm khô khí quản và gây chảy máu.

Chất nhầy cũng có thể bị khô và làm tắc khí quản.

Hít thở không khí lạnh cũng có thể có tác dụng kích thích đường thở khiến cơ trơn bao quanh đường thở co lại (co thắt phế quản). Điều này làm giảm kích thước của đường thở và khiến không khí vào và ra khỏi phổi khó khăn, do đó làm tăng tình trạng khó thở.

Chăm sóc đường thở bao gồm tất cả các bước được mô tả ở phần trước cũng như:

- Ho ra hoặc hút đờm bằng máy hút để làm sạch đường thở
- Tránh tiếp xúc với không khí lạnh, khô hoặc bụi bặm
- Tránh bụi, chất kích ứng và chất gây dị ứng
- Khi tiếp xúc với không khí lạnh, hãy cân nhắc việc che lỗ khí bằng áo khoác (bằng cách kéo khóa hết cỡ) hoặc khăn quàng rộng và thở vào khoảng trống giữa áo khoác và cơ thể để làm ấm không khí hít vào.
- Ngăn nước vào lỗ thoát khi tắm (xem bên dưới)

Sau phẫu thuật cắt thanh quản bao gồm phẫu thuật cổ, hầu hết các cá nhân đều bị tê ở cổ, cằm và sau tai. Do đó, họ không thể cảm nhận được không khí lạnh và có thể bị tê cóng tại những địa điểm này. Do đó, điều quan trọng là phải che những khu vực này bằng khăn quàng cổ hoặc quần áo ấm.

Sử dụng máy hút để hút nút nhầy

Một máy hút thường được đặt hàng cho bệnh nhân bị cắt thanh quản trước khi rời bệnh viện để sử dụng tại nhà. Nó có thể được sử dụng để hút chất nhầy khi người ta không thể ho ra và/hoặc để loại bỏ nút nhầy. Nút nhầy có thể phát triển khi chất nhầy trở nên đặc và dính, tạo thành nút chặn chặn một phần hoặc đôi khi là toàn bộ đường thở.

Nút chặn có thể gây ra tình trạng khó thở đột ngột và không rõ nguyên nhân. Máy hút có thể được sử dụng trong những trường hợp này để loại bỏ nút nhầy. Do đó, nó phải sẵn có để điều trị trường hợp khẩn cấp như vậy. Các nút nhầy cũng có thể được loại bỏ bằng cách sử dụng "viên đạn" nước muối (nước muối vô trùng 0,9% trong ống nhựa) hoặc bằng cách phun dung dịch nước muối vào lỗ thoát. Nước muối có thể làm lỏng nút có thể ho ra ngoài. Tình trạng này có thể trở thành trường hợp khẩn cấp về y tế và nếu phích cắm không được rút ra thành công sau nhiều lần thử, việc quay số cấp cứu có thể cứu sống được.

Ho ra máu

Máu trong chất nhầy có thể bắt nguồn từ nhiều nguồn. Phổ biến nhất là từ một vết xước ngay bên trong lỗ khí quản. Vết xước có thể do chấn thương khi làm sạch lỗ thoát khí. Máu thường có màu đỏ tươi. Một nguyên nhân phổ biến khác gây ho ra máu ở thanh quản là kích ứng khí quản do khô thường gặp trong mùa đông. Nên duy trì môi trường trong nhà có độ ẩm vừa đủ (khoảng 40-50%) để giúp giảm thiểu tình trạng khô khí quản. Bóp nước muối vô trùng vào lỗ khí quản cũng có thể giúp ích.

Đờm có máu cũng có thể là triệu chứng của bệnh viêm phổi, bệnh lao, ung thư phổi hoặc các vấn đề về phổi khác.

Ho ra máu dai dẳng cần được các chuyên gia y tế đánh giá. Điều này có thể khẩn cấp nếu nó đi kèm với khó thở và/hoặc đau.

Chảy mũi

Bởi vì những người bị cắt thanh quản và những người thở ở cổ khác không còn thở bằng mũi nữa nên dịch tiết ở mũi của họ không bị khô do không khí chuyển động. Do đó, chất tiết sẽ chảy ra khỏi mũi bất cứ khi nào chúng được sản xuất với số lượng lớn. Điều này đặc biệt phổ biến khi một người tiếp xúc với không khí lạnh và ẩm hoặc có mùi khó chịu. Tránh những tình trạng này có thể ngăn ngừa sổ mũi.

Lau sạch dịch tiết là giải pháp thiết thực nhất. Những người bị cắt thanh quản sử dụng bộ phận giả giọng nói có thể xì mũi bằng cách bịt lỗ khí quản và chuyển hướng không khí qua mũi.

Phục hồi chức năng hô hấp

Sau khi phẫu thuật cắt thanh quản, không khí hít vào sẽ bỏ qua phần trên của hệ hô hấp và đi trực tiếp vào khí quản và phổi qua lỗ khí quản. Do đó, người bị cắt thanh quản bị mất đi phần hệ hô hấp dùng để lọc, làm ấm và làm ẩm không khí mà họ hít thở.

Sự thay đổi trong cách thở cũng ảnh hưởng đến nỗ lực cần thiết để thở và các chức năng tiềm tàng của phổi. Điều này đòi hỏi phải điều chỉnh và đào tạo lại. Việc thở thực sự dễ dàng hơn đối với bệnh nhân bị cắt thanh quản vì lực cản luồng không khí ít hơn khi không khí đi qua mũi và miệng. Vì không khí vào phổi dễ dàng hơn nên bệnh nhân bị cắt thanh quản không còn cần phải phồng lên và xẹp phổi xuống hoàn toàn như trước nữa. Do đó, không có gì lạ khi bệnh nhân bị cắt thanh quản bị giảm dung tích phổi và khả năng hô hấp.

Có một số biện pháp dành cho bệnh nhân bị cắt thanh quản có thể bảo tồn và tăng dung tích phổi của họ:

- Việc sử dụng HME có thể tạo ra lực cản trao đổi không khí. Điều này buộc cá nhân phải bơm phổi hoàn toàn để có được lượng oxy cần thiết.
- Tập thể dục thường xuyên dưới sự giám sát và hướng dẫn của bác sĩ. Điều này có thể làm cho phổi phồng lên hoàn toàn và cải thiện nhịp tim cũng như nhịp thở của mọi người.
- Thở bằng cơ hoành. Phương pháp thở này cho phép sử dụng dung tích phổi nhiều hơn.

CHƯƠNG 8 : CHĂM SÓC LỖ KHÍ QUẢN

Lỗ thông là lỗ nối một phần khoang cơ thể với môi trường bên ngoài. Một lỗ thông được tạo ra sau khi phẫu thuật cắt thanh quản để tạo ra một lỗ mở mới cho khí quản ở cổ, từ đó nối phổi với bên ngoài. Chăm sóc lỗ thoát để đảm bảo tính mở của lỗ và sức khỏe là rất quan trọng.

Chăm sóc chung

Điều rất quan trọng là phải luôn che lỗ KQ để ngăn bụi bẩn, bụi, khói, vi sinh vật, v.v. xâm nhập vào khí quản và phổi.

Có nhiều loại nắp lỗ khí khác nhau. Những cái hiệu quả nhất được gọi là Bộ trao đổi nhiệt và độ ẩm (HME) vì chúng tạo ra một rào chắn bịt chặt xung quanh lỗ khí. Ngoài việc lọc bụi bẩn, HME còn giữ lại một phần độ ẩm và nhiệt bên trong đường hô hấp và giúp con người không bị mất chúng. Do đó HME hỗ trợ khôi phục nhiệt độ, độ ẩm và độ sạch của không khí hít vào về tình trạng trước khi cắt thanh quản.

Lỗ KQ thường co lại trong những tuần hoặc tháng đầu tiên sau khi nó được tạo ra. Để ngăn nó đóng lại hoàn toàn, ban đầu một ống mở khí quản hoặc ống cắt thanh quản sẽ được để trong lỗ KQ 24 giờ một ngày. Theo thời gian, khoảng thời gian này giảm dần. Nó thường được để qua đêm cho đến khi không còn co lại nữa.

Chăm sóc lỗ khí khi sử dụng tấm đế hoặc vỏ dính: Vùng da xung quanh lỗ khí có thể bị kích ứng do dán và tháo vỏ nhiều lần. Các vật liệu dùng để tháo lớp vỏ cũ và chuẩn bị cho lớp vỏ mới có thể gây kích ứng da. Việc tháo bỏ lớp vỏ cũ cũng có thể gây kích ứng da nhất là khi dán keo.

Khăn lau loại bỏ chất kết dính có chứa chất lỏng (ví dụ: Remove TM, Smith & Nephew, Inc. Largo Fl 33773) có thể hỗ trợ tháo tấm đế hoặc vỏ. Nó được đặt ở rìa của vỏ và giúp vỏ tách ra khỏi da khi nhấc nó ra. Lau khu vực bằng Remove TM sẽ làm sạch khu vực còn sót lại của con dấu dùng để dán vỏ. Điều quan trọng là phải lau sạch phần còn sót lại của Remove TM bằng khăn lau cồn để không gây kích ứng da. Khi sử dụng vỏ mới, hãy lau sạch Remove TM để ngăn nó cản trở việc dán lại keo.

Nói chung không nên để vỏ quá 48 giờ. Tuy nhiên, một số cá nhân giữ vỏ lâu hơn và thay thế nó khi nó bị lỏng hoặc bẩn. Ở một số người, việc loại bỏ chất kết dính còn gây khó chịu hơn so với việc sử dụng chất kết dính. Trong trường hợp da bị kích ứng, tốt hơn là chỉ nên để vỏ trong 24 giờ. Nếu da bị kích ứng, có thể nên cho da nghỉ ngơi trong một ngày hoặc cho đến khi vùng đó lành lại và chỉ che lỗ mở bằng một đế cứng không có keo hoặc bằng một tấm xốp. Có chất kết dính hydrocolloid đặc biệt cho phép sử dụng trên da nhạy cảm.

Điều quan trọng là phải sử dụng băng bảo vệ da tạo màng dạng lỏng (ví dụ: Skin Prep TM, Smith & Nephew, Inc. Largo Fl 33773) trước khi dán keo.

Chăm sóc lỗ thông khí quản khi sử dụng ống mở khí quản: Sự tích tụ chất nhầy và sự cọ xát của ống mở khí quản có thể gây kích ứng vùng da xung quanh lỗ mở khí quản. Vùng da xung quanh lỗ khít nên được làm sạch ít nhất hai lần một ngày để ngăn ngừa mùi hôi, kích ứng và nhiễm trùng. Nếu vùng da đó có màu đỏ, căng đau hoặc có mùi hôi thì việc vệ sinh lỗ khí nên được thực hiện thường xuyên hơn. Nên liên hệ với bác sĩ nếu phát ban, có mùi bất thường và/hoặc tiết dịch màu vàng xanh xuất hiện xung quanh lỗ khí quản.

Kích ứng da xung quanh lỗ khí quản

Nếu vùng da xung quanh lỗ khí bị kích ứng và đỏ, tốt nhất bạn nên để nguyên và không tiếp xúc với bất kỳ dung môi nào trong 1-2 ngày để vết thương lành lại. Đôi khi các cá nhân có thể bị kích ứng với một số dung môi được sử dụng để chuẩn bị và dán tấm đế HME (vỏ). Việc tránh những dung môi này và tìm những dung môi khác không gây kích ứng là điều hữu ích. Sử dụng keo hydrocoloid thường là giải pháp tốt cho những bệnh nhân có làn da nhạy cảm.

Nếu có dấu hiệu nhiễm trùng như vết loét hở và mẩn đỏ thì thuốc kháng sinh bôi tại chỗ có thể hữu ích. Tìm kiếm lời khuyên từ bác sĩ sẽ rất hữu ích, đặc biệt nếu vết thương không lành. Bác sĩ có thể lấy mẫu cấy vi khuẩn ở vùng bị ảnh hưởng để có thể hướng dẫn lựa chọn liệu pháp kháng khuẩn.

Bảo vệ lỗ khí quản khỏi nước khi tắm

Điều quan trọng là ngăn nước xâm nhập vào lỗ khí khi tắm. Một lượng nhỏ nước trong khí quản thường không gây hại gì và có thể ho ra ngoài nhanh chóng. Tuy nhiên, hít phải một lượng lớn nước có thể nguy hiểm.

Các phương pháp ngăn nước xâm nhập vào lỗ khí quản là:
- Che lỗ khí bằng lòng bàn tay và không hít không khí khi nước hướng vào vùng lân cận lỗ khí.

- Mặc yếm có mặt nhựa hướng ra ngoài.
- Sử dụng thiết bị thương mại che lỗ khí quản.
- Đeo nắp lỗ thoát khí, tấm đế hoặc vỏ HME trong khi tắm có thể là đủ, đặc biệt nếu nước chảy được hướng ra khỏi lỗ khí. Tạm dừng hít không khí trong vài giây trong khi rửa khu vực gần lỗ thoát khí là cũng hữu ích. Tắm vào cuối ngày ngay trước khi tháo HME và vỏ của nó là một cách sử dụng vỏ để bảo vệ khỏi nước. Phương pháp đơn giản này có thể giúp việc tắm dễ dàng hơn.
- Khi gội đầu, hạ cằm xuống dưới lỗ khí bằng cách cúi xuống.

Nước và viêm phổi

Người cắt thanh quản có nguy cơ hít phải (hút) nước có thể có vi khuẩn. Nước máy chứa vi khuẩn; số lượng vi khuẩn thay đổi tùy thuộc vào hiệu quả làm sạch của các cơ sở xử lý nước và nguồn của chúng (ví dụ: giếng, hồ, sông, v.v.). Nước hồ bơi có chứa clorua làm giảm nhưng không bao giờ khử trùng được nước. Nước biển chứa nhiều vi khuẩn; bản chất và nồng độ của chúng thay đổi.

Khi nước bẩn vào phổi đôi khi có thể gây viêm phổi. Việc phát triển bệnh viêm phổi do hít phải phụ thuộc vào lượng nước hít vào và lượng nước ho ra ngoài, cũng như hệ thống miễn dịch của mỗi người..

Ngăn ngừa hít sặc vào lỗ khí quản

Một trong những nguyên nhân chính gây cấp cứu hô hấp ở người thở cổ là do hít mô giấy mỏng hoặc khăn giấy vào khí quản. Điều này có thể rất nguy hiểm và có thể gây ngạt thở. Nó thường xảy ra sau khi dùng khăn giấy che lỗ thoát khí khi ho ra đờm. Sau cơn ho có một luồng không khí hít vào rất sâu có thể hút tờ giấy trở lại khí quản. Cách để ngăn chặn điều này là sử dụng một miếng vải khăn hoặc khăn giấy chắc chắn, không dễ bị gãy, ngay cả khi ẩm. Nên tránh các khăn giấy mỏng.

Một cách khác để ngăn chặn việc hít phải khăn giấy là nín thở cho đến khi lau sạch đờm và lấy khăn giấy ra khỏi khu vực lỗ thoát khí.

Việc hít phải các vật liệu lạ khác cũng cần được ngăn chặn bằng cách luôn luôn che lỗ thoát bằng HME, lớp phủ xốp hoặc lớp phủ lỗ thoát. Có thể ngăn chặn việc hút nước vào lỗ thoát khi đang tắm bằng cách đeo một thiết bị che lỗ thoát (xem ở trên). Người ta có thể bật HME trong khi tắm và/hoặc tránh hít vào khi nước hướng vào vị trí lỗ khí.

Tắm trong bồn có thể được thực hiện một cách an toàn miễn là mực nước không chạm tới lỗ thoát nước. Các khu vực phía trên lỗ thoát nên được rửa bằng khăn lau xà phòng. Điều quan trọng là ngăn nước xà phòng xâm nhập vào lỗ khí.

CHƯƠNG 9: CHĂM SÓC THIẾT BỊ TRAO ĐỔI ĐỘ ẨM VÀ NHIỆT ĐỘ

Thiết bị trao đổi độ ẩm và nhiệt độ (HME) đóng vai trò như một bộ lọc bọc kín lỗ mở khí quản. Ngoài việc lọc bụi bẩn và các hạt dị vật trong không khí, HME còn giữ lại được một phần độ ẩm và nhiệt độ bên trong đường hô hấp, đồng thời làm tăng kháng trở của đường thở. HME hỗ trợ làm sạch, khôi phục lại độ ẩm và nhiệt độ của không khí như khi chưa cắt thanh quản.

Ưu điểm của HME

HME rất quan trọng đối với các bệnh nhân đã được cắt thanh quản. Ở Mỹ, HME được cung cấp thông qua các tổ chức Atos Medical và InHealth Technologies (Hình 2). HME sẽ được gắn vào các thiết bị trong lòng khí quản hoặc ở lỗ mở khí quản, bao gồm: ống mở khí quản, Barton Mayo Button™ hoặc Lary Button™. Ngoài ra, HME cũng có thể được lắp vào một tấm chân đế gắn chặt vào vùng da xung quanh lỗ mở khí quản.

Màng lọc HME được thiết kế để có khả năng tháo ra và thay thế hàng ngày. Lớp giữa màng lọc được tẩm các chất có đặc tính kháng khuẩn và giúp giữ độ ẩm trong phổi. Không nên rửa và tái sử dụng màng lọc vì những chất này sẽ mất tác dụng theo thời gian hoặc trôi bớt do quá trình tẩy rửa.

HME giữ lại độ ẩm và độ ẩm trong quá trình thở ra. Bộ lọc có thể được tẩm chlorhexidine (chất kháng khuẩn), natri clorua (NaCl), muối canxi clorua (giữ độ ẩm), than hoạt tính (hấp thụ các khí dễ bay hơi) và được sử dụng một lần và thay mới mỗi 24 giờ.

HME còn có ưu điểm khác như: tăng độ ẩm trong phổi (giảm kích thích tiết nhầy), giảm độ nhớt của dịch tiết đường thở, giảm nguy cơ tắc nghẽn ứ đọng đàm và tái lập trở kháng bình thường của đường thở khi hít vào, giúp bảo tồn dung tích phổi.

Ngoài ra, một loại HME đặc biệt kết hợp với bộ lọc tĩnh điện còn hỗ trợ lọc bớt vi khuẩn, vi rút, bụi và phấn hoa khi hít vào cũng như giảm lây lan bệnh khi bệnh nhân thở ra. Việc hít ít phấn hoa hơn có thể làm giảm kích ứng đường hô hấp trong mùa có nhiều chất gây dị ứng. Đeo HME có bộ lọc có thể làm giảm nguy cơ mắc hoặc phát tán vi-rút và vi khuẩn, đặc biệt là ở những nơi đông người hoặc không gian kín. Hiện đã có bộ lọc HME mới được thiết kế để lọc các mầm bệnh hô hấp tiềm ẩn (Provox Micron™, Atos Medical).

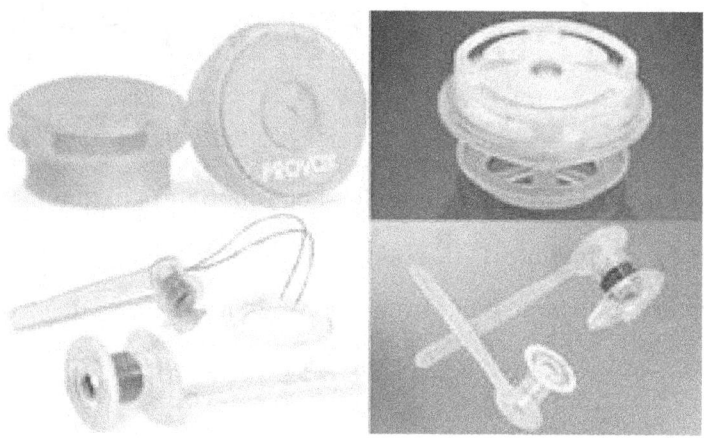

Van nói nhân tạo (hình dưới) và HMEs (hình trên) cung cấp bởi Atos (Provox) và InHealth

Có thể dễ dàng nhận thấy được các nắp đậy lỗ mở khí quản đơn giản khác, như màng lọc laryngofoamTM, băng che,... không mang lại lợi ích tương tự cho người bệnh như bộ lọc HME.

Ảnh hưởng của HME lên hô hấp của bệnh nhân cắt thanh quản

Phẫu thuật cắt thanh quản làm tổn thương hệ hô hấp, do giờ đây không khí hít vào sẽ đi thẳng vào phổi qua lỗ mở khí quản mà không còn đi qua mũi và đường hô hấp trên, nơi thường cung cấp độ ẩm, nhiệt độ và giúp lọc không khí. Nó cũng làm giảm kháng trở đường thở và công thở cần thiết khi hít vào do có sự rút ngắn khoảng cách không khí đến phổi và giảm sức cản của các cấu trúc giải phẫu ở vùng hô hấp trên. Điều này có nghĩa là những bệnh nhân bị cắt thanh quản không phải tốn nhiều sức để đưa không khí đi qua phần hô hấp trên (mũi, đường mũi và cổ họng), và phổi của họ không cần phải phồng lên nhiều như trước đây trừ khi họ tập luyện để duy trì khả năng hít thở thông qua tập thể dục và các phương pháp khác. HME sẽ làm tăng sức cản đối với không khí hít vào do đó làm tăng công hít vào, từ đó giúp duy trì dung tích phổi giống như khi bệnh nhân chưa cắt thanh quản.

Đặt tấm đế HME (vỏ)

Chìa khóa để kéo dài thời gian sử dụng tấm đế của HME là dán đế vào đúng vị trí và vệ sinh sạch các chất kết dính và keo cũ trên da, làm sạch khu vực xung quanh lỗ mở khí quản và bôi lớp keo mới. Việc chuẩn bị kỹ lưỡng cho vùng da sắp dán là rất quan trọng (Hình 3).

Ở một số bệnh nhân, hình dạng của da cổ xung quanh lỗ mở khí quản gây khó khăn cho việc lắp tấm đế. Có rất nhiều loại đế khác nhau, các bác sĩ hoặc chuyên gia âm ngữ (SLP) có thể hỗ trợ bệnh nhân trong việc lựa chọn loại phù hợp nhất. Bệnh nhân có thể phải thử nhiều lần để tìm ra tấm đế HME phù hợp với mình. Theo thời gian, khi tình trạng sưng tấy sau phẫu thuật giảm bớt và khu vực da xung quanh lỗ mở đã tự định hình lại, bệnh nhân có thể phải thay đổi loại tấm đế khác có kích thước phù hợp hơn.

Dưới đây là những hướng dẫn về cách đặt tấm đế cho HME. Trong suốt quá trình, điều quan trọng là việc kiên nhẫn chờ đợi để dung dịch tạo màng bảo vệ da (ví dụ: Skin PrepTM Smith & Nephew, Inc. Largo, Fl 33773) và keo dán da silicon khô trước khi dán sản phẩm tiếp theo hoặc đặt tấm đế lên da. Việc này có thể cần nhiều thời gian nhưng việc làm theo các hướng dẫn sau là rất quan trọng

Làm sạch lớp keo cũ bằng miếng loại bỏ chất kết dính (e.g., Remove TM, Smith & Nephew, Inc. Largo, Fl 33773).

Lau sạch lấy bỏ TM bằng gạc cồn. (nếu không lau sạch, lấy bỏ TM sẽ ảnh hưởng đến lớp keo mới).

Lau sạch da bằng khăn ướt.

Lau sạch da bằng khăn ướt có xà phòng.

Rửa sạch xà phòng bằng khăn ướt và lau khô hoàn toàn.

Thoa Skin PrepTM và để khô trong vòng 2-3 phút.

Để tăng độ bám dính, hãy bôi keo silicone hoặc dùng miếng Skin-Tac TM (Torbot, Cranston, Rhode Island, 20910) và để khô trong 3-4 phút. (Điều này đặc biệt quan trọng đối với người sử dụng van nói tự động.)

Gắn tấm đế (vỏ) cho HME ở vị trí sao cho không khí lưu thông và tấm đế bám dính tốt nhất.

Khi sử dụng HME rảnh tay, hãy đợi 5-30 phút trước khi nói để keo đạt độ bám dính tốt nhất.

Một số SLP khuyên bạn nên làm ấm tấm đế trước khi đặt bằng cách chà xát nó trong tay, giữ nó dưới nách trong vài phút hoặc làm ấm bằng máy sấy tóc. Tuy nhiên cẩn thận để chất kết dính không trở nên quá nóng. Việc làm ấm keo đặc biệt quan trọng khi bạn sử dụng keo hydrocoloid vì hơi ấm sẽ giúp kích hoạt keo.

Video hướng dẫn cách đặt tấm đế tại nhà do Steve Staton thực hiện.

http://www.youtube.com/watch?v=5Wo1z5_n1j8

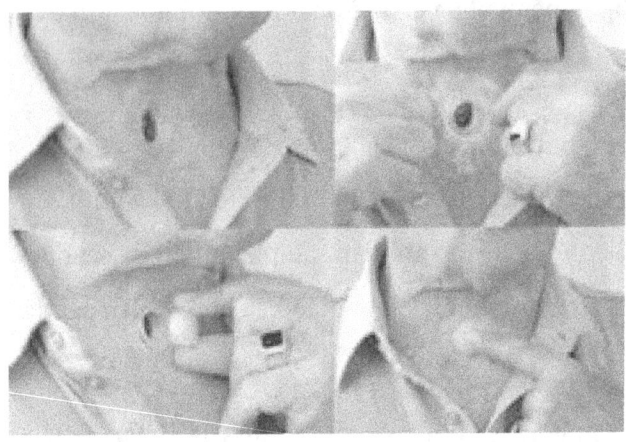

Hình 3: Gắn đế và HME vào lỗ mở khí quản

Sử dụng HME rảnh tay

HME rảnh tay cho phép người bệnh nói được mà không cần dùng tay để đóng HME, do khả năng ngăn luồng khí đi qua lỗ mở khí quản và đưa khí vào van nói nhân tạo. Từ đó giúp người bệnh có thể vừa nói và thao tác các công việc khác bằng hai tay. Tuy nhiên, lưu ý rằng khi sử dụng HME rảnh tay sẽ tạo ra nhiều áp lực hơn khi thở ra, do đó có nguy cơ làm hư tấm đệm HME. Giảm áp lực thở ra khi nói bằng cách nói chậm, nói nhỏ (gần như thì thầm) và hít một hơi sau 5-7 từ có thể giảm nguy cơ hư tấm đệm. Việc hỗ trợ bịt HME bằng một ngón tay trước khi cần nói to cũng có thể hữu ích. Một điều quan trọng nữa là phải nhanh chóng tháo thiết bị ra trước khi ho.

Màng lọc không khí (còn gọi là màng lọc trong Provox FreeHands HME) trong thiết bị rảnh tay phải được thay định kỳ (24 giờ một lần hoặc sớm hơn nếu màng bị bẩn hoặc dính nhiều đàm). Tuy nhiên, thiết bị HME có thể được sử dụng trong thời gian dài (sáu tháng đến một năm) nếu sử dụng và vệ sinh đúng cách. Thiết bị rảnh tay yêu cầu những điều chỉnh ban đầu để phù hợp với khả năng thở và nói của bệnh nhân bị cắt thanh quản. Hướng dẫn chi tiết về cách sử dụng và bảo quản thiết bị được nhà sản xuất cung cấp.

Chìa khóa để nói chuyện bằng HME rảnh tay là học cách nói mà không làm hư tấm đế HME. Sử dụng phương pháp thở bằng cơ hoành cho phép thở ra nhiều không khí hơn, do đó giảm gắng sức khi nói và tăng số lượng từ có thể phát âm trong mỗi hơi thở. Phương pháp này ngăn ngừa sự tích tụ áp suất không khí trong khí quản, từ đó, giảm nguy cơ hư tấm đế HME. Bệnh nhân cần kiên nhẫn và bỏ thời gian để học nói theo cách như vậy, đôi khi, sự hỗ trợ từ SLP sẽ rất hữu ích.

Điều quan trọng là phải đặt tấm đế HME theo các bước được nêu trong phần chăm sóc HME (Xem cách gắn tấm đế HME, trang 67) bao gồm làm sạch khu vực xung quanh lỗ thoát bằng RemoveTM, cồn, nước và xà phòng, đặt Skin PrepTM và cuối cùng là keo (Skin TagTM). Làm theo những hướng dẫn này có thể kéo dài tuổi thọ của tấm đế và giảm khả năng rò khí.

Việc hít thở có thể khó khăn hơn một chút khi sử dụng HME rảnh tay so với HME thông thường. Bệnh nhân có thể cho phép lượng khí hít vào lớn hơn bằng cách xoay van ngược chiều kim đồng hồ ở cả hai thiết bị của Atos FreeHandsTM và InHealth HandsFreeTM.

Mặc dù có nhiều nguy cơ làm hư vòng đệm, nhiều bệnh nhân bị cắt thanh quản vẫn đánh giá cao khả năng nói một cách tự nhiên và quyền tự do sử dụng cả hai tay hơn. Một số người biết rằng có thể bảo quản vòng đệm lâu hơn khi họ sử dụng bộ khuếch đại giọng nói, do cần ít sức hơn và giảm áp suất không khí khi nói. (Xem Tăng chất lượng giọng bằng bộ khuếch đại giọng nói, trang 49).

Mang HME qua đêm

Một số HME đã được phê duyệt để đeo 24/7 (như thiết bị của Atos Medical). Nếu vòng đệm giữ được lâu, người bệnh có thể đeo nó qua đêm. Nếu không, người bệnh có thể sử dụng tấm đế có thể dùng qua đêm. Có thể cắt bớt Atos Xtra Base PlateTM bằng cách loại bỏ phần mềm bên ngoài và để lại phần cứng bên trong. Tấm đế này có khả năng bám dính và do đó có thể che lỗ khí mà không cần keo, thậm chí có thể giúp nói được. Ngoài ra, người bệnh có thể sử dụng HME được lắp vào ống thanh quản để qua đêm.

Che (dấu) HME

Sau phẫu thuật cắt thanh quản, các bệnh nhân thở qua lỗ mở khí quản ở cổ. Hầu hết bệnh nhân sẽ được đặt HME hoặc lõi lọc trên lỗ mở khí quản để lọc không khí hít vào và duy trì nhiệt độ và độ ẩm ở đường hô hấp trên. Vị trí lỗ mở được che phủ sẽ rất nổi bật và các bệnh nhân bị cắt thanh quản phải đối mặt với sự lựa chọn nên che HME hay bộ lọc bằng quần áo, khăn choàng, đồ trang sức hay không che.

Ưu và nhược điểm của từng lựa chọn:

Việc hít thở có thể dễ dàng hơn nếu không có tấm che bổ sung do có thể cản trở luồng không khí. Việc không che đậy cho phép tiếp cận lỗ mở khí quản dễ dàng hơn nhằm mục đích làm sạch và chăm sóc, đồng thời cho phép loại bỏ HME nhanh chóng trong trường hợp bệnh nhân cần ho hoặc hắt hơi. Cảm giác muốn ho hoặc hắt hơi thường rất đột ngột và nếu không lấy HME ra nhanh chóng, nó có thể bị tắc do đàm nhớt.

Việc để lộ vị trí mở khí quản giúp người đối diện ngầm biết được lí do cho giọng nói yếu và rè của bệnh nhân bị cắt thanh quản và khuyến khích người khác lắng nghe họ chăm chú hơn. Nó cũng giúp các nhân viên y tế dễ dàng nhận ra mốc giải phẫu cần chú ý trong trường hợp cần thông khí hô hấp khẩn cấp. Nếu tình trạng này không được nhận biết nhanh chóng, thông khí có thể được thực hiện qua miệng hoặc mũi thay vì qua lỗ mở khí quản. (Xem thêm "Đảm bảo chăm sóc khẩn cấp đầy đủ cho bệnh nhân thở qua lỗ mở khí quản bao gồm cả bệnh nhân cắt thanh quản", trang 147).

Việc để lộ công khai vị trí lỗ mở khí quản cũng tiết lộ bệnh sử của người đó và cho thấy thực tế rằng người đó là những người sống sót sau bệnh ung thư và vẫn tiếp tục cuộc sống của mình bất chấp tình trạng khuyết tật của họ, do ung thư là nguyên nhân hàng đầu cho việc phẫu thuật cắt thanh quản. Mặc dù trong cộng đồng có rất nhiều người sống sót sau ung thư nhưng bệnh sử của họ không biểu hiện ra bên ngoài.

Những người che dấu lỗ mở khí quản của họ bằng nắp đậy hoặc quần áo thường làm điều đó vì họ không muốn người khác bị phân tâm hoặc bị xúc phạm bởi lỗ mở khí quản. Họ cũng không muốn để lộ bất cứ khiếm khuyết nào, họ muốn kín đáo và tỏ ra bình thường nhất có thể. Việc che phủ thường phổ biến hơn ở những phụ nữ, do họ có thể quan tâm nhiều hơn đến ngoại hình của mình. Một số cá nhân cảm thấy rằng việc bị cắt thanh quản chỉ là một phần nhỏ trong con người họ, họ không muốn "quảng cáo" nó.

Mỗi cách tiếp cận đều có những ưu điểm và nhược điểm và việc lựa chọn cuối cùng là tùy thuộc vào từng cá nhân

CHƯƠNG 10 : SỬ DỤNG VÀ CHĂM SÓC VAN NÓI KHÍ-THỰC QUẢN

Một van nói nhân tạo được đặt vào thông qua một lỗ thông khí thực quản (tracheoesophageal puncture -TEP) đã được tạo trước đó ở những người muốn nói bằng lời nói khí quản. Việc này cho phép không khí trong qua trình thở ra đi từ phổi vào khí quản qua thực quản thông qua một bộ phận nhân tạo bằng silicon kết nối cả hai, sự rung động được tạo ra bởi phần dưới hầu.

Các loại van nói nhân tạo

Có hai loại van nói nhân tạo: một loại đặt bên trong được lắp đặt và thay thế bởi nhà bệnh học lời nói và ngôn ngữ (speech and language pathologist - SLP) hoặc bác sĩ tai mũi họng và một loại do bệnh nhân tự thay.

Van nói nhân tạo bên trong thường tồn tại lâu hơn thiết bị do bệnh nhân tự thay. Tuy nhiên, van nhân tạo bị rò rỉ chủ yếu là do nấm và các vi sinh vật khác phát triển trong silicone dẫn đến nắp van đóng không kín. Khi nắp van không đóng chặt nữa, chất lỏng có thể đi qua van nói nhân tạo (xem bên dưới phần "Nguyên nhân hở van nói nhân tạo", trang 75).

Một van nói nhân tạo đặt bên trong có thể hoạt động tốt trong nhiều tuần đến nhiều tháng. Tuy nhiên, một số SLP cho rằng nên thay nó ngay cả khi van không bị rò sau sáu tháng vì nếu để lâu hơn có thể dẫn đến giãn chỗ thông nối.

Van nói nhân tạo do bệnh nhân quản lý cho phép mức độ độc lập cao hơn. Van có thể được thay mới bởi bệnh nhân thường xuyên (một đến hai tuần một lần). Một số bệnh nhân chỉ thay van sau khi có dấu hiệu bị rò. Van cũ có thể được làm sạch và tái sử dụng nhiều lần.

Một số yếu tố quyết định khả năng sử dụng bộ van nói nhân tạo do bệnh nhân quản lý:

Vị trí lỗ thông khí thực quản phải dễ tiếp cận. Tuy nhiên, vị trí lỗ thông có thể di chuyển theo thời gian, khiến nó khó tiếp cận hơn.

Bệnh nhân cắt thanh quản phải có thị lực tốt và sự khéo léo để có thể thực hiện thủ thuật và có khả năng làm theo tất cả các bước thực hiện.

Van nói nhân tạo bên trong không cần phải được thay thế thường xuyên như van do bệnh nhân được quản lý.

Hai video do Steve Staton thực hiện hướng dẫn cách thay bộ van nói nhân tạo do bệnh nhân quản lý:

http://www.youtube.com/watch?v=nF7cs4Q29WA&feature=chan nel_page

http://www.youtube.com/watch?v=UkeOQf_ZpUg&feature= relmfu

Sự khác biệt chính giữa van nói nhân tạo do bác sĩ thay và do bệnh nhân thay là kích thước của vành trên HME. Vành có kích thước lớn hơn trên các thiết bị do bác sĩ thay thế giúp hạn chế nguy cơ rơi rớt. Một điểm khác biệt nữa là không nên tháo dây đeo giữ van mà bệnh nhân tự thay được vì nó giúp cố định van đúng vị trí. Nhìn chung không có sự khác biệt về chất lượng giọng nói giữa van do bác sĩ thay và van do bệnh nhân thay.

Phải làm gì nếu van nhân tạo bị rò rỉ hoặc bị bong

Nếu van nhân tạo bị rò rỉ hoặc bị bong ra hoặc vô tình bị tháo ra, những bệnh nhân sẵn van khác có thể tự lắp vào nếu đó là van mà bệnh nhân có thể tự thay được. Ngoài ra, có thể đưa một ống thông cao su màu đỏ vào TEP để ngăn lỗ thông bị đóng lại, do lỗ thông này có thể đóng lại trong vòng vài giờ nếu không can thiệp. Việc đặt ống thông hoặc bộ van mới giảm thiểu nguy cơ phẫu thuật tạo lại TEP. Sự rò rỉ trong lòng của van nhân tạo có thể được xử lý tạm thời bằng cách gắn một nút chặn (dành riêng cho từng loại và chiều rộng của van) cho đến khi có thể thay van.

Những người sử dụng van nói nhân tạo nên mang theo nút chặn và ống thông.

Nguyên nhân dẫn đến rò van nói nhân tạo

Có 2 cơ chế rò: rò qua van và rò xung quanh van.

Rò rỉ qua van chủ yếu là do van không thể đóng chặt được nữa. Điều này có thể là do những nguyên nhân sau: nấm xâm nhập vào van; nắp van có bị kẹt ở vị trí mở bởi: mảnh thức ăn, chất nhầy hoặc tóc (ở những loại có nắp) dính trên van; hoặc van tiếp xúc với thành sau thực quản. Một điều không thể tránh khỏi là tất cả các van sẽ bị hỏng do rò rỉ qua van, nguyên nhân có thể do nấm Candida xâm nhập hay do trục trặc cơ học.

Nếu van bị rò rỉ liên tục từ khi được lắp vào, vấn đề thường là do nắp van mở do áp suất âm tạo ra khi nuốt. Điều này có thể được khắc phục bằng cách sử dụng van có kháng trở lớn hơn, đổi lại bệnh nhân sẽ phải dùng sức nhiều hơn khi nói. Tuy nhiên, điều quan trọng là ngăn ngừa rò rỉ vào phổi.

Rò quanh van ít gặp hơn, thường là do lỗ thông khí thực quản bị giãn và không có khả năng giữ chặt van. Điều này dẫn đến van có tuổi thọ ngắn hơn. Trong quá trình gắn van nói nhân tạo, lỗ thông khí thực quản có thể bị giãn rộng, Tuy nhiên, nếu mô khỏe mạnh và còn khả năng co giãn, lỗ thông sẽ co lại trong thời gian ngắn. Mất khả năng co dãn có thể liên quan đến trào ngược dạ dày thực quản, thiếu dinh dưỡng, nghiện rượu, suy giáp, vị trí lỗ thông không thích hợp, mô hạt tại chỗ, chọn kích cỡ van không thích hợp, chấn thương, ung thư và hoại tử do tia xạ.

Rò xung quanh van có thể do van quá dài so với độ dày lỗ thông của người dùng, dẫn đến việc bị di chuyển tới lui trong lỗ thông khí thực quản, do đó làm giãn lỗ thông. Cần đo lường và lắp một bộ van có chiều dài phù hợp hơn. Trong trường hợp này, tình trạng rò thường tự hết trong vòng 48 giờ. Nếu mô xung quanh van không lành trong khoảng thời gian này, cần phải đánh giá lại toàn diện để xác định nguyên nhân của vấn đề..

Một nguyên nhân khác gây rò quanh van nữa là do hẹp thực quản. Khi thực quản có vòng hẹp bệnh nhân phải dùng nhiều sức hơn khi nuốt để đưa được thức ăn đi qua chỗ hẹp, điều này dẫn đến tăng áp lực đẩy thức ăn quanh van.

Một số thủ thuật đã được sử dụng để điều trị rò dai dẳng xung quanh van, bao gồm: gỡ tạm thời van nhân tạo và thay thế bằng một ống thông có đường kính nhỏ hơn để khuyến khích sự co rút tự nhiên; một mũi khâu rút xung quanh lỗ thông; tiêm gel, collagen hoặc AlloDerm® micronized (LifeCell, Branchburg, N.J. 08876); dùng bạc nitrat hoặc đốt điện; cấy ghép mỡ tự thân; và lắp van lớn hơn để ngăn chặn sự rò rỉ. Điều trị trào ngược (nguyên nhân phổ biến nhất gây rò rỉ) có thể giúp mô thực quản lành lại.

Tăng đường kính của van thường không được khuyến cáo.

Thường van có đường kính lớn hơn sẽ nặng hơn, do đó mô niêm mạc yếu sẽ không thể giữ được van lớn hơn , làm cho tình trạng càng tệ hơn. Tuy nhiên, một số chuyên gia tin rằng dùng van lớn sẽ giảm áp lực khi nói (đường kính to hơn cho phép luồng khí qua tốt hơn) làm mô lành tốt hơn trong khi điều trị các nguyên nhân khác (thường là trào ngược).

Việc sử dụng van với vành thực quản và/hoặc khí quản lớn hơn có thể hữu ích vì vành này hoạt động như một vòng đệm để bịt kín bộ van vào thành thực quản và/hoặc khí quản, do đó ngăn ngừa rò rỉ.

Cả hai loại rò đều có thể dẫn đến việc ho quá mức và gắng sức, từ đó dẫn đến tăng nguy cơ gây thoát bị bẹn hay thoát vị thành bụng. Dịch rò có thể vào phổi gây viêm phổi hít. Có thể xác định rò bằng cách quan sát van khi bệnh nhân uống dung dịch có màu. Nếu có rò và không thể khắc phục bằng cách chải rửa van thì nên thay van càng sớm càng tốt.

Theo thời gian, van nhân tạo thường có xu hướng lâu bị rò hơn trước. Điều này là do tình trạng sưng tấy và tăng sản xuất chất nhầy sẽ giảm đi khi đường thở thích nghi với tình trạng mới. Sự cải thiện cũng là do những bệnh nhân cắt thanh quản chăm sóc van nhân tạo tốt hơn khi họ đã quen với thiết bị của mình.

Bệnh nhân có TEP cần được theo dõi bởi SLP vì những thay đổi ở đường khí quản-thực quản. Có thể cần phải định cỡ lại đường dẫn vì lỗ thông có thể thay đổi chiều dài và đường kính theo thời gian. Chiều dài và đường kính của lỗ thông đặt van thường thay đổi theo thời gian khi vết sưng tấy do lúc tạo lỗ thông, phẫu thuật và xạ trị giảm dần. Điều này đòi hỏi SLP phải đo lại chiều dài và đường kính của lỗ thông để có thể chọn một van có kích thước phù hợp hơn.

Một trong những lợi ích của việc sử dụng van nói nhân tạo là khả năng đẩy thức ăn mắc kẹt trong cổ họng hẹp. Khi thức ăn bị mắc kẹt phía trên van, việc cố gắng nói hoặc thổi không khí qua van đôi khi có thể đẩy thức ăn bị mắc kẹt lên trên và giải quyết được sự tắc nghẽn. (Xem Cách loại bỏ hoặc nuốt thức ăn bị mắc kẹt trong cổ họng hoặc thực quản, trang....)

Van nhân tạo có thể phải được thay nếu có sự thay đổi về chất lượng giọng nói, đặc biệt khi giọng nói trở nên yếu hơn hoặc người bệnh cần gắng sức nhiều hơn để nói. Điều này có thể là do sự phát triển của nấm men cản trở việc mở van.

Phòng ngừa van nói nhân tạo rò

Nên vệ sinh lòng trong của van nói nhân tạo ít nhất hai lần một ngày và sau mỗi bữa ăn.

Vệ sinh đúng cách có thể ngăn ngừa và/hoặc ngăn chặn sự rò rỉ qua van:

1. Trước khi sử dụng cọ do nhà sản xuất cung cấp, hãy nhúng cọ vào cốc nước nóng và để yên trong vài giây.
2. Đưa bàn chải vào van (không quá sâu) và chà vài vòng để làm sạch bên trong van.
3. Lấy cọ ra và rửa sạch bằng nước nóng và lặp lại quy trình 2-3 lần cho đến khi không còn chất cặn nào thoát ra ngoài. Vì bàn chải được nhúng vào nước nóng, nên cẩn thận không

đưa nó qua khỏi đầu trong của van bên trong để tránh làm tổn thương thực quản do nhiệt độ quá cao.

4. Xả van nói hai lần bằng bình bóp do nhà sản xuất cung cấp sử dụng nước uống ấm (không phải nước nóng!). Để tránh tổn thương thực quản, hãy thử nước trước để đảm bảo nhiệt độ nước không quá cao. Nước ấm có tác dụng tốt hơn nước ở nhiệt độ phòng trong việc làm sạch bộ van vì nó hòa tan chất tiết và chất nhầy khô và thậm chí có thể rửa trôi (hoặc thậm chí giết chết) một số khuẩn lạc nấm men đã hình thành trên van.

Làm gì khi van nói nhân tạo bên trong bị rò

Rò rỉ có thể xảy ra khi một mảnh chất nhầy khô, mảnh thức ăn hoặc tóc (ở những loại có nắp tự do) ngăn cản việc đóng chặt van. Làm sạch van bằng cách chải và xả bằng nước ấm (xem phần trước) có thể loại bỏ những vật cản này và tránh sự rò rỉ.

Nếu hiện tượng rò rỉ qua van xảy ra trong vòng ba ngày sau khi lắp thì có thể là do van lỗi hoặc van không được đặt đúng cách, vì phải mất một thời gian nấm men mới phát triển. Nếu van bị rò rỉ khi mới mua thì đó là do nguyên nhân khác. Ngoài việc chải van và xả bằng nước ấm, có thể xoay van một cách thận trọng vài lần để loại bỏ mọi mảnh vụn. Nếu rò rỉ vẫn còn, nên thay van khác.

Cách dễ nhất để tạm ngừng quá trình rò rỉ cho đến khi có thể thay van là sử dụng nút chặn. Nút chặn được thiết kế dành riêng từng loại van và chiều rộng van. Bạn nên lấy nút chặn được cung cấp bởi nhà sản xuất và mang theo trong người. Việc bịt kín van sẽ khiến bệnh nhân không thể nói nhưng cho phép ăn uống mà không bị rò rỉ. Nút chặn có thể được tháo ra sau khi ăn uống xong và gắn lại khi cần thiết. Đây là giải pháp tạm thời cho đến khi thay được van mới.

Điều quan trọng là phải uống đủ nước mặc dù van bị rò rỉ. Tránh mất nước trong thời tiết nóng do đổ mồ hôi bằng cách ở trong phòng máy lạnh và uống nước sao cho ít bị rò nhất. Cần tránh đồ uống có chứa caffeine do gây tiểu nhiều. Chất lỏng có độ nhớt cao thường không bị rò và uống các dạng chất lỏng này có thể cung cấp lượng nước cần thiết ngay cả khi bị rò van. Nhiều loại thực phẩm chứa lượng lớn chất lỏng có độ nhớt cao hơn (ví dụ: thạch, súp, bột yến mạch, bánh mì nướng nhúng sữa, sữa chua) và do đó ít có khả năng rò qua van. Mặt khác, cà phê và đồ uống có ga dễ bị rò rỉ hơn. Trái cây và rau quả chứa một lượng lớn nước (ví dụ: dưa hấu, táo, v.v.). Cách để tìm ra cách nào hiệu quả là hãy thận trọng thử bất kỳ cách nào kể trên.

Một phương pháp khác để giảm rò cho đến khi có thể thay van mới có thể có hiệu quả đối với một số cá nhân là thử nuốt chất lỏng như thể đó là một món ăn. Thao tác như vậy ít có khả năng dẫn đến rò chất lỏng qua van.

Những biện pháp này có thể được sử dụng để người bệnh uống đủ nước và dinh dưỡng cho đến khi có thể thay van mới.

Vệ sinh van nói nhân tạo

Nên vệ sinh van nói nhân tạo ít nhất hai lần một ngày (sáng và tối), nhất là sau khi ăn vì đây là lúc thức ăn và chất nhầy tồn đọng. Việc vệ sinh đặc biệt hữu ích sau khi ăn thức ăn dẻo dính hoặc bất cứ khi nào giọng nói yếu đi.

Ban đầu, chất nhầy xung quanh van nói nhân tạo nên được làm sạch bằng nhíp, ưu tiên loại có đầu tròn. Sau đó, đưa bàn chải do nhà sản xuất cung cấp vào van nói nhân tạo và chải qua lại. Bàn chải phải được rửa kỹ bằng nước ấm sau mỗi lần sử dụng. Sau đó, rửa sạch van nói nhân tạo hai lần với nước được làm ấm bằng bình bóp do nhà sản xuất cung cấp.

Bình bóp phải được đưa vào lỗ van đồng thời ấn nhẹ để bịt kín hoàn toàn lỗ. Góc mà người ta nên đặt bình sẽ khác nhau tùy theo từng cá nhân. (SLP có thể cung cấp hướng dẫn cách chọn góc tốt nhất.) Việc xả van nói nhân tạo phải được thực hiện nhẹ nhàng vì áp lực lớn có thể khiến nước bắn vào khí quản. Nếu khó xả bằng nước, có thể xả bằng không khí.

Nhà sản xuất bàn chải và bình rửa đều cung cấp hướng dẫn làm sạch và khi nào nên thay mới. Bàn chải nên được thay thế khi các sợi của nó bị cong hoặc mòn.

Bàn chải và bình bóp phải được làm sạch bằng nước nóng (nếu được), xà phòng và lau khô bằng khăn sau mỗi lần sử dụng. Một cách để giữ chúng sạch sẽ là đặt chúng trên một chiếc khăn sạch và phơi chúng dưới ánh nắng mặt trời trong vài giờ hàng ngày. Điều này tận dụng khả năng kháng khuẩn của tia cực tím của mặt trời để làm giảm số lượng vi khuẩn và nấm.

Nhỏ 2-3 cc nước muối vô trùng vào khí quản ít nhất hai lần một ngày (và nhiều hơn nếu không khí khô), đeo HME 24/7 và sử dụng máy phun sương để giúp chất nhầy ẩm ướt và giảm tình trạng tắc nghẽn của van nói.

Ngăn chặn sự phát triển của nấm trong van nói nhân tạo

Sự phát triển quá mức của nấm là một trong những nguyên nhân khiến van nói nhân tạo bị rò rỉ và không hoạt động. Tuy nhiên, phải mất một thời gian để nấm phát triển trong van nói nhân tạo và hình thành các khuẩn lạc làm van không thể đóng kín hoàn toàn. Do đó, những hư hỏng ngay sau khi lắp đặt van nói nhân tạo thường hiếm khi do nấm.

Sự xuất hiện của nấm thường được phát hiện bởi người thay van nói nhân tạo. Ta có thể phát hiện sự xuất hiện của nấm bằng cách quan sát các khuẩn lạc nấm men (Candida) ngăn van đóng lại và, nếu có thể, bằng cách gửi mẫu lấy từ van nói để cấy nấm.

Mycostatin (một hoạt chất kháng nấm) hay được sử dụng để ngăn ngừa tình trạng hỏng van nói nhân tạo do nấm. Thuốc thường ở dạng dung dịch hoặc viên nén. Các viên thuốc có thể được nghiền nát và hòa tan trong nước.

Việc tự động dùng thuốc kháng nấm ngay khi chúng ta đổ cho nấm là nguyên nhân khiến van nói nhân tạo bị hỏng có thể là không phù hợp vì chi phí cao và có thể khiến nấm men phát triển khả năng kháng thuốc cũng như có thể gây ra các tác dụng phụ.

Tuy nhiên, có những ngoại lệ cho quy tắc này. Ví dụ như việc sử dụng các chất chống nấm dự phòng cho bệnh nhân tiểu đường; những người đang dùng kháng sinh; hóa trị hoặc steroid; và các trường hợp có bằng chứng nhiễm nấm (mảng nấm ở lưỡi, v.v.).

Một số phương pháp giúp ngăn chặn nấm men phát triển trên van nói nhân tạo:

- Giảm tiêu thụ đường trong thực phẩm và đồ uống. Đánh răng kỹ sau khi ăn thực phẩm và/hoặc đồ uống có đường.

- Đánh răng kỹ sau mỗi bữa ăn và đặc biệt là trước khi đi ngủ.

- Bệnh nhân tiểu đường nên duy trì lượng đường trong máu ở mức vừa phải.

- Chỉ dùng kháng sinh khi cần thiết

- Sau khi sử dụng hỗn dịch thuốc chống nấm, hãy đợi 30 phút để thuốc phát huy tác dụng rồi đánh răng vì một số thuốc có chứa đường.

- Nhúng bàn chải vệ sinh van nói vào một lượng nhỏ Mycostatin và chải phần bên trong van nói nhân tạo trước khi đi ngủ. (Có thể tạo hỗn dịch tự chế bằng cách hòa tan 1/4 viên mycostatin trong 3-5 cc nước) nhằm tạo ra lớp thuốc chống nấm bên trong van nói nhân tạo. Phần thuốc còn lại đổ bỏ. Không cho nhiều Mycostatin vào van nói nhân tạo để tránh nhỏ giọt vào khí quản. Phát âm vài từ sau khi đặt thuốc sẽ giúp đẩy thuốc vào phía bên trong của van nói nhân tạo.

- Bổ sung men vi sinh bằng cách ăn sữa chua có chứa lợi khuẩn và/hoặc chế phẩm sinh học

- Nhẹ nhàng chải lưỡi nếu bị phủ mảng nấm (mảng trắng)

- Thay bàn chải đánh răng sau khi đã khắc phục được vấn đề về nấm men để ngăn chặn nấm men tái xâm nhập

- Giữ bàn chải vệ sinh van nói sạch sẽ.

Sử dụng Lactobacillus acidophilus để phòng ngừa nấm men phát triển.

Một chế phẩm sinh học thường được sử dụng để ngăn chặn sự phát triển quá mức của nấm men là một chế phẩm có chứa vi khuẩn Lactobacillus acidophilus. Tuy nhiên, FDA không chấp thuận sử dụng L. acidophilus để ngăn chặn sự phát triển của nấm men. Điều này có nghĩa là không có nghiên cứu chính xác để kiểm định độ an toàn và hiệu quả của phương pháp này. Các chế phẩm của L. acidophilus được bán dưới dạng thực phẩm chức năng chứ không phải dưới dạng thuốc. Liều lượng khuyến cáo của L. acidophilus là từ 1 đến 10 tỷ vi khuẩn. Viên nén chứa L. acidophilus thường có chứa lượng vi khuẩn trong khoảng khuyến cáo trên. Đề xuất về liều dùng tùy theo liều lượng mỗi viên, nhưng nhìn chung nên dùng từ một đến ba viên L. acidophilus mỗi ngày.

Mặc dù thường được cho là an toàn với ít tác dụng phụ, nhưng những người bị tổn thương đường ruột, hệ miễn dịch suy yếu hoặc vi khuẩn đường ruột phát triển quá mức nên hạn chế dùng L. acidophilus dạng uống. Trong các trường hợp này, vi khuẩn có thể gây ra các biến chứng nghiêm trọng và đôi khi đe dọa tính mạng. Đây là lý do tại sao nên tham khảo ý kiến bác sĩ, nhất là với những người thuộc các trường hợp trên.

CHƯƠNG 11: ĂN, NUỐT VÀ NGỬI

Ăn, nuốt và ngửi không giống nhau sau phẫu thuật cắt thanh quản. Vì xạ trị và phẫu thuật tạo ra những thay đổi vĩnh viễn. Xạ trị có thể gây xơ hóa các cơ nhai, dẫn đến không thể mở miệng (cứng hàm hoặc khít hàm) làm cho việc ăn uống trở nên khó khăn hơn. Khó khăn khi ăn và nuốt cũng có thể do giảm sản xuất nước bọt và hẹp thực quản, cùng với việc thiếu nhu động ở những người được tái tạo vạt. Ngửi cũng bị ảnh hưởng vì không khí hít vào không đi qua mũi.

Chương này mô tả các biểu hiện và điều trị về vấn đề ăn và ngửi trên bệnh nhân cắt thanh quản. Bao gồm vấn đề nuốt, trào ngược thức ăn, hẹp thực quản và khó ngửi.

Duy trì dinh dưỡng đầy đủ khi bị cắt thanh quản

Ăn có thể là một thách thức cả đời đối với bệnh nhân bị cắt thanh quản. Vì khó nuốt, giảm sản xuất nước bọt (có tác dụng bôi trơn thức ăn và dễ nhai) và khả năng ngửi của một người bị thay đổi.

Nhu cầu tiêu thụ một lượng lớn chất lỏng trong khi ăn có thể gây khó khăn cho việc ăn những bữa ăn lớn. Vì khi chất lỏng chứa đầy dạ dày sẽ có ít chỗ trống hơn cho chứa thức ăn. Vì chất lỏng được hấp thụ trong một khoảng thời gian tương đối ngắn, nên những người bị cắt thanh quản sẽ ăn nhiều bữa nhỏ. Việc tiêu thụ một lượng lớn chất lỏng làm họ đi tiểu rất thường xuyên suốt cả ngày lẫn đêm. Điều này có thể cản trở giấc ngủ của một người và có thể gây mệt mỏi và khó chịu. Những người mắc các vấn đề về tim mạch (ví dụ: suy tim sung huyết) có thể gặp vấn đề do cơ thể bị quá tải với dịch.

Thức ăn lưu lại lâu hơn trong dạ dày (ví dụ: các protein như phô mai trắng, thịt, các loại hạt) có thể làm giảm số lượng bữa ăn hàng ngày, do đó làm giảm nhu cầu uống các chất lỏng.

Điều quan trọng là học cách ăn mà không uống quá nhiều chất lỏng. Ví dụ, giảm bớt khó khăn khi nuốt có thể làm giảm nhu cầu tiêu thụ chất lỏng, trong khi dùng ít chất lỏng hơn trước khi đi ngủ có thể cải thiện giấc ngủ.

Dinh dưỡng có thể được cải thiện bằng cách:

- Ăn uống đầy đủ nhưng không quá nhiều chất lỏng
- Uống ít chất lỏng vào buổi tối

- Tiêu thụ thực phẩm "lành mạnh"

- Ăn chế độ ăn ít carbohydrate và giàu protein (đường cao gây tăng sự xâm nhập của nấm men)

- Hỗ trợ bởi chuyên gia dinh dưỡng

Điều cần thiết phải đảm bảo rằng bệnh nhân bị cắt thanh quản tuân theo một kế hoạch dinh dưỡng đầy đủ và cân bằng có chứa các thành phần chính xác, mặc dù có những khó khăn trong việc ăn uống của họ. Một chế độ ăn ít carbohydrate và giàu protein bao gồm bổ sung vitamin và khoáng chất là rất quan trọng. Sự hỗ trợ của các chuyên gia dinh dưỡng, chuyên gia âm ngữ trị liệu (SLP) và bác sĩ đảm bảo rằng một người duy trì cân nặng hợp lý là rất hữu ích.

Cách loại bỏ (hoặc nuốt) thức ăn bị mắc kẹt trong cổ họng hoặc thực quản

Một số bệnh nhân trải qua cắt thanh quản thường xuyên gặp phải tình trạng thức ăn bị mắc kẹt ở phía sau họng hoặc thực quản và khiến chúng không thể nuốt được.

Việc làm sạch thức ăn bị mắc kẹt có thể được thực hiện bằng các phương pháp sau:

1. Đầu tiên đừng hoảng sợ. Hãy nhớ rằng bạn không thể bị ngạt thở vì một người bị cắt thanh quản, thực quản của bạn hoàn toàn tách biệt với khí quản.

2. Cố gắng uống một ít chất lỏng (tốt nhất là nước ấm) và cố gắng tống thức ăn xuống bằng cách tăng áp lực trong miệng. Nếu điều này không hiệu quả -

3. Nếu bạn nói qua lỗ thủng khí thực quản (TEP), hãy cố gắng nói. Bằng cách này, không khí bạn thổi qua bộ phận giả giọng nói có thể đẩy thức ăn trên TEP vào phía sau họng, làm giảm tắc nghẽn. Hãy thử điều này trước tiên khi đứng lên và nếu có không hiệu quả cúi xuống bồn rửa và cố gắng nói. Nếu điều này không hiệu quả –

4. Cúi người về phía trước (qua bồn rửa hoặc giữ khăn giấy hoặc cốc lên miệng), hạ miệng xuống dưới ngực và dùng tay ấn lên bụng. Điều này đẩy thành phần trong dạ dày lên trên và có thể làm sạch tắc nghẽn.

Những phương pháp này có tác dụng với hầu hết mọi người. Tuy nhiên, mỗi người đều khác nhau và mỗi người cần thử nghiệm và tìm ra phương pháp phù hợp nhất với mình. Tuy nhiên, khả năng nuốt sẽ trở nên tốt hơn ở nhiều bệnh nhân trải qua cắt thanh quản theo thời gian.

Một số bệnh nhân cắt thanh quản báo cáo đã thành công trong việc loại bỏ tắc nghẽn bằng cách nhẹ nhàng xoa bóp họng, đi bộ trong vài phút, đứng dậy, ngồi và đứng nhiều lần, đánh vào ngực hoặc lưng, sử dụng máy hút với ống thông ở phía sau họng hoặc chỉ đợi một lúc cho đến khi thức ăn có thể tự đi xuống dạ dày.

Nếu những cách trên vẫn không hiệu quả và thức ăn vẫn bị mắc kẹt ở phía sau họng, bạn có thể cần phải đến gặp bác sĩ tai mũi họng hoặc đến phòng cấp cứu để loại bỏ tắt nghẽn.

Thức ăn và trào ngược axit dạ dày

Hầu hết các bệnh nhân trải qua cắt thanh quản dễ bị bệnh trào ngược dạ dày thực quản hoặc GERD.

Có hai dải cơ hoặc cơ thắt trong thực quản có tác dụng ngăn ngừa trào ngược. Một dải nằm ở vị trí thực quản nối với dạ dày và dải còn lại nằm phía sau thanh quản ở đầu thực quản đoạn cổ. Cơ thắt thực quản dưới thường bị tổn thương khi thoát vị hoành, ở hơn 3/4 số người trên 70 tuổi. Trong quá trình phẫu thuật cắt thanh quản, cơ thắt thực quản trên (cơ nhẫn hầu) vốn thường ngăn thức ăn quay trở lại miệng sẽ được cắt bỏ. Điều này làm cho phần trên của thực quản mềm nhũn và luôn mở, có thể dẫn đến trào ngược các chất trong dạ dày lên họng và miệng. Do đó, trào ngược axit dạ dày và thức ăn, đặc biệt là trong khoảng một giờ đầu sau khi ăn, có thể xảy ra khi cúi người về phía trước hoặc nằm. Điều này cũng có thể xảy ra sau khi thở ra gắng sức ở những người sử dụng TEP để cố gắng nói.

Dùng thuốc làm giảm tiết axit dạ dày như thuốc kháng axit và thuốc ức chế bơm proton (PPI), có thể làm giảm một số tác dụng phụ của trào ngược, chẳng hạn như kích ứng họng, tổn thương nướu và mùi vị khó chịu. Không nằm sau khi ăn uống cũng giúp ngăn ngừa trào ngược. Ăn một lượng nhỏ thức ăn nhiều lần gây ít trào ngược thức ăn hơn so với việc ăn bữa ăn lớn.

Triệu chứng và cách điều trị trào ngược axit dạ dày. Trào ngược axit xảy ra khi axit thường có trong dạ dày trào ngược lên thực quản. Tình trạng này còn được gọi là "bệnh trào ngược dạ dày thực quản" hay GERD.

Các triệu chứng trào ngược axit bao gồm:

- Nóng rát ở ngực (ợ nóng)
- Nóng rát hoặc có vị chua trong cổ họng

• Đau bụng hoặc đau ngực

• Khó nuốt

• Giọng khàn khàn hoặc đau họng

• Ho không rõ nguyên nhân (không xảy ra ở bệnh nhân trải qua cắt thanh quản trừ khi bộ phận giả giọng nói bị rò)

• Ở người trải qua cắt thanh quản: hình thành mô hạt xung quanh bộ phận giả giọng nói, tuổi thọ thiết bị giả giọng nói ngắn, vấn đề về giọng nói

Các biện pháp giảm và ngăn ngừa trào ngược axit bao gồm:

• Giảm cân (ở người thừa cân)

• Giảm căng thẳng và thực hành các kỹ thuật thư giãn

• Tránh các thực phẩm làm nặng các triệu chứng (ví dụ: cà phê, sô cô la, rượu, bạc hà và thực phẩm mỡ)

• Ngừng hút thuốc và tiếp xúc thụ động với khói thuốc

• Ăn một lượng nhỏ thức ăn nhiều lần trong ngày thay vì ăn bữa ăn lớn

• Ngồi thẳng khi ăn và đứng thẳng sau 30 đến 60 phút

• Tránh nằm trong ba giờ sau bữa ăn

• Nâng đầu giường lên 6-8 inch (bằng cách kê các khối gỗ dưới hai chân giường hoặc nêm dưới đệm) hoặc dùng gối để nâng phần thân trên lên ít nhất khoảng 45 độ

• Dùng thuốc làm giảm sản xuất axit dạ dày theo chỉ định của bác sĩ

• Khi cúi xuống, hãy uốn cong đầu gối thay vì uốn cong phần thân trên

Thuốc điều trị trào ngược axit

Có ba loại thuốc chính có thể giúp giảm triệu chứng trào ngược axit: thuốc kháng axit, thuốc đối kháng thụ thể histamine H2 (còn được gọi là thuốc chẹn H2) và thuốc ức chế bơm proton. Các nhóm thuốc này hoạt động theo những cách khác nhau bằng cách giảm hoặc ngăn chặn tiết axit dạ dày.

Thuốc kháng axit dạng lỏng thường hoạt động mạnh hơn thuốc viên và hoạt động mạnh hơn nếu uống sau bữa ăn hoặc trước khi đi ngủ, nhưng chúng chỉ có tác dụng trong một thời gian ngắn. Thuốc chẹn H2 (ví dụ: Pepcid, Tagamet, Zantac) hoạt động bằng cách giảm lượng axit do dạ dày tiết ra. Chúng tác dụng kéo dài hơn thuốc kháng axit và có thể làm giảm các triệu chứng nhẹ. Hầu hết các loại thuốc chẹn H2 đều có thể mua được mà không cần kê đơn.

Thuốc ức chế bơm proton (ví dụ Prilosec, Nexium, Prevcid, Aciphex) là những loại thuốc hiệu quả nhất trong điều trị GERD và ngừng sản xuất axit dạ dày. Một số loại thuốc này được bán mà không cần toa bác sĩ. Chúng có thể làm giảm sự hấp thu canxi. Theo dõi nồng độ canxi huyết là quan trọng; những người có lượng canxi thấp có thể cần phải bổ sung canxi.

Nên đi khám bác sĩ nếu các triệu chứng GERD nghiêm trọng hoặc kéo dài và khó kiểm soát.

Nói khi ăn và sau cắt thanh quản

Những người trải qua cắt thanh quản nói qua bộ phận giả giọng nói khí- thực quản sẽ gặp khó nói khi họ nuốt. Đặc biệt khó khăn trong thời gian thức ăn hoặc chất lỏng đi qua vị trí TEP thực quản. Việc nói trong thời gian đó là không thể hoặc nghe âm "sôi sục". Điều này là do không khí đưa vào thực quản thông qua bộ phận giả giọng nói phải đi qua thức ăn hoặc chất lỏng. Thật không may, thức ăn phải mất nhiều thời gian hơn để đi qua thực quản ở những người được tạo vạt thay thế họng. Do vạt không có nhu động (co và giãn), thức ăn đi xuống chủ yếu do trọng lực.

Do đó, điều quan trọng là phải ăn chậm, trộn thức ăn với chất lỏng trong khi nhai và để thức ăn đi qua vùng TEP trước khi cố gắng nói. Theo thời gian, các bệnh nhân bị cắt thanh quản có thể biết được cần bao nhiêu thời gian để thức ăn đi qua thực quản để có thể nói được. Sẽ rất hữu ích nếu bạn uống nước trước khi nói chuyện sau khi ăn.

Có những bài tập ăn và nuốt mà các nhà âm ngữ trị liệu (SLP) có thể dạy cho bệnh nhân bị cắt thanh quản để hỗ trợ họ học lại cách nuốt mà không gặp khó khăn.

Khó nuốt

Hầu hết những người trải qua cắt thanh quản đều gặp vấn đề về nuốt (khó nuốt) ngay sau khi phẫu thuật. Bởi vì việc nuốt liên quan đến sự phối hợp giữa hơn 20 cơ và một số dây thần kinh nên tổn thương bất kỳ phần nào của hệ thống do phẫu thuật hoặc xạ trị có thể gây khó nuốt. Phần lớn những người trải qua cắt thanh quản học lại cách nuốt mà không gặp nhiều vấn đề. Một số có thể chỉ cần thực hiện những điều chỉnh nhỏ trong việc ăn như cắn miếng nhỏ hơn, nhai kỹ hơn và uống nhiều nước hơn trong khi ăn. Một số gặp khó khăn đáng kể khi nuốt và cần được hỗ trợ trong việc học cách cải thiện khả năng nuốt bằng cách làm việc với nhà âm ngữ trị liệu chuyên về rối loạn nuốt.

Chức năng nuốt thay đổi sau phẫu thuật cắt thanh quản và có thể phức tạp hơn do xạ trị và hóa trị. Tỷ lệ khó nuốt và tắc nghẽn thức ăn có thể lên tới 50% bệnh nhân và nếu không được giải quyết có thể dẫn đến suy dinh dưỡng. Hầu hết các khó khăn khi nuốt được thấy sau khi xuất viện. Chúng có thể xảy ra khi cố gắng ăn quá nhanh và nhai không kỹ. Chúng cũng có thể xảy ra sau chấn thương thực quản trên do ăn phải một miếng thức ăn sắc nhọn hoặc uống chất lỏng quá nóng. Những thứ này có thể gây sưng tấy và có thể kéo dài một hoặc hai ngày. (Tôi mô tả trải nghiệm cá nhân của mình về việc ăn trong quyển sách "Tiếng nói của tôi" ở Chương 20 có tựa đề Ăn.)

Các vấn đề về nuốt (hoặc khó nuốt) thường gặp sau khi cắt thanh quản toàn phần. Các vấn đề có thể là tạm thời hoặc lâu dài. Nguy cơ của vấn đề nuốt bao gồm tình trạng dinh dưỡng kém, hạn chế trong các tình huống xã hội và chất lượng cuộc sống giảm sút.

Bệnh nhân gặp khó khăn khi nuốt do:

• Chức năng bất thường của cơ hầu họng (rối loạn vận động)

• Rối loạn chức năng sụn nhẫn và hầu họng

• Giảm sức mạnh chuyển động của đáy lưỡi

• Phát triển một nếp màng niêm mạc hoặc mô sẹo ở đáy lưỡi gọi là giả nắp thanh môn "pseudoepiglottis". Thức ăn có thể đọng lại giữa giả nắp thanh môn và đáy lưỡi.

• Khó cử động lưỡi, nhai và đẩy thức ăn trong hầu họng do phải cắt bỏ xương móng và những thay đổi cấu trúc khác

• Hẹp ở hầu họng hoặc thực quản có thể làm giảm đường đi của thức ăn dẫn đến ứ đọng nó

• Sự phát triển của một túi (túi thừa) trong thành thực quản có thể tích tụ dịch và thức ăn dẫn đến than phiền về thức ăn "dính" ở phần trên thực quản

Những người trải qua cắt thanh quản thường không được phép nuốt thức ăn ngay sau khi phẫu thuật và phải được cho ăn qua ống trong hai đến ba tuần. Ống được đưa vào dạ dày qua mũi, miệng hoặc qua lỗ khí quản-thực quản và nuôi dưỡng bằng chất lỏng được cung cấp qua ống. Tuy nhiên, cách làm này đang dần thay đổi; Ngày càng có nhiều bằng chứng cho thấy trong các ca phẫu thuật tiêu chuẩn, việc uống bằng đường miệng có thể bắt đầu bằng chất lỏng ngay sau 24 giờ sau phẫu thuật. Điều này cũng có thể giúp ích cho việc nuốt vì các cơ liên quan sẽ tiếp tục được sử dụng.

Sau một đợt tắc nghẽn thức ăn ở phần trên thực quản, việc nuốt có thể khó khăn trong một hoặc hai ngày. Điều này có thể là do sưng khu trú ở phía sau họng; thông thường, điều này sẽ biến mất theo thời gian.

Các cách để tránh những giai đoạn như vậy:

- Ăn chậm và kiên nhẫn

- Ăn từng miếng nhỏ và nhai thật kỹ

- Nuốt từng lượng nhỏ thức ăn và luôn trộn thức ăn với chất lỏng trong miệng trước khi nuốt. Chất lỏng ấm giúp dễ nuốt hơn.

- Ăn thức ăn bằng nhiều chất lỏng hơn khi cần thiết (chất lỏng ấm có thể có tác dụng tốt hơn đối với một số người trong việc đẩy thức ăn xuống).

- Tránh thức ăn dính hoặc khó nhai. Người ta cần phải tự mình tìm ra loại thức ăn nào dễ tiêu hóa hơn. Một số thực phẩm dễ nuốt (ví dụ: bánh mì nướng hoặc bánh mì khô, sữa chua và chuối) và những thực phẩm khác có xu hướng dính (ví dụ: táo chưa gọt vỏ, rau diếp và các loại rau lá khác và bít tết).

Vấn đề nuốt có thể cải thiện theo thời gian. Tuy nhiên, có thể cần phải nong thực quản nếu tình trạng hẹp là vĩnh viễn. Mức độ hẹp có thể được đánh giá bằng thử nghiệm nuốt. Việc nong thực quản thường được thực hiện bởi bác sĩ tai mũi họng hoặc bác sĩ tiêu hóa (xem Nong thực quản, trang 96.)

Các xét nghiệm được sử dụng để đánh giá khó nuốt

Có năm xét nghiệm chính có thể được sử dụng để đánh giá khó nuốt:

- Chụp X quang nuốt barium

- Nội soi huỳnh quang video (chụp X-quang chuyển động)

- Nội soi đánh giá khả năng nuốt

- Nội soi thanh quản mũi họng bằng ống mềm

- Đo áp lực thực quản (đo độ co cơ thực quản)

Xét nghiệm cụ thể được lựa chọn theo tình trạng lâm sàng.

Nội soi huỳnh quang video thường là xét nghiệm đầu tiên được thực hiện cho hầu hết bệnh nhân, ghi lại hoạt động nuốt trong quá trình nội soi huỳnh quang. Nó cho phép quan sát và nghiên cứu chính xác chuỗi các sự kiện tạo nên nuốt; nó được giới hạn ở thực quản cổ. Video, được quay từ cả mặt trước và mặt bên, có thể được xem ở tốc độ chậm hơn nhiều để có thể nghiên cứu chính xác. Điều này giúp xác định chuyển động bất thường của thức ăn, chẳng hạn như hít sặc, sự hợp nhất, chuyển động của các cấu trúc giải phẫu, hoạt động của cơ và thời gian di chuyển qua miệng và hầu họng chính xác. Có thể kiểm tra ảnh hưởng của độ đặc và vị trí khác nhau của barium.

Hẹp thực quản và các vấn đề về nuốt

Hẹp thực quản là tình trạng hẹp dọc theo họng-thực quản, ngăn chặn hoặc cản trở quá trình di chuyển thức ăn dễ dàng, dẫn đến thực quản có hình dạng đồng hồ cát.

Những chỗ hẹp sau phẫu thuật cắt thanh quản có thể là do ảnh hưởng của tia xạ và độ kín của vết mổ và cũng có thể phát triển dần dần dưới dạng sẹo.

Các can thiệp có thể giúp ích cho bệnh nhân bao gồm:

- Thay đổi chế độ ăn uống và tư thế

- Myotomy (cắt cơ)

- Nong (xem bên dưới)

Vạt tự do đôi khi được sử dụng để thay thế thanh quản không có nhu động, khiến việc nuốt càng khó khăn hơn. Sau phẫu thuật, trong những trường hợp như vậy, thức ăn đi xuống dạ dày chủ yếu nhờ trọng lực. Thời gian để thức ăn đến dạ dày khác nhau tùy từng người và dao động từ 5 đến 10 giây.

Nhai kỹ thức ăn và trộn với chất lỏng trong miệng trước khi nuốt là rất hữu ích, cũng như chỉ nuốt một lượng nhỏ thức ăn mỗi lần và chờ cho nó trôi xuống. Uống chất lỏng giữa các bữa ăn đặc rất hữu ích trong việc đẩy thức ăn xuống. Ăn mất nhiều thời gian hơn; người ta phải học cách kiên nhẫn và dành đủ thời gian cần thiết để ăn xong bữa ăn.

Tình trạng sưng tấy ngay sau phẫu thuật có xu hướng giảm dần theo thời gian, làm giảm tình trạng hẹp thực quản và cuối cùng giúp nuốt dễ dàng hơn. Điều này đáng ghi nhớ vì luôn có hy vọng rằng khả năng nuốt sẽ được cải thiện trong vòng vài tháng đầu sau phẫu thuật. Tuy nhiên, nếu điều này không xảy ra thì nong thực quản là một lựa chọn điều trị.

Nong thực quản

Hẹp thực quản là hậu quả rất thường gặp của phẫu thuật cắt thanh quản; thường cần phải nong thực quản hẹp để mở lại nó. Thủ thuật này thường cần phải được lặp lại và tần suất của thủ thuật này khác nhau giữa các cá nhân. Ở một số người, đây là một yêu cầu suốt đời và ở những người khác, thực quản có thể vẫn mở sau một vài lần nong. Thủ thuật này đòi hỏi dùng thuốc an thần hoặc gây mê vì nó gây đau đớn. Một loạt các ống nong có đường kính lớn hơn được đưa vào thực quản để nong nó từ từ. Khi quá trình này phá vỡ tình trạng xơ hóa, tình trạng tái hẹp có thể trở lại sau một thời gian.

Đôi khi nong bằng bóng thay vì ống nong dài được sử dụng để nong chỗ hẹp cục bộ. Một phương pháp khác có thể hữu ích là sử dụng steroid tại chỗ và tiêm vào thực quản. Mặc dù nong thực quản thực hiện bởi bác sĩ tai mũi họng hoặc bác sĩ tiêu hóa, nhưng trong một số trường hợp, nó có thể được thực hiện bởi bệnh nhân tại nhà. Trong những trường hợp khó, có thể cần phải phẫu thuật để loại bỏ chỗ hẹp hoặc thay thế phần hẹp bằng mảnh ghép. Bởi vì nong sẽ phá vỡ tình trạng xơ hóa, cơn đau do thủ thuật tạo ra có thể kéo dài một thời gian. Dùng thuốc giảm đau có thể làm giảm bớt sự khó chịu. (Xem Kiểm soát cơn đau, trang 101).

Sử dụng Botox

Botox® là một chế phẩm dược phẩm chứa độc tố A được sản xuất bởi Clostridium botulinum, một loại vi khuẩn kỵ khí gây độc, một bệnh lí gây liệt cơ. Độc tố botulinum gây tê liệt một phần cơ bằng cách tác động lên các sợi thần kinh cholinergic trước khớp thần kinh thông qua việc ngăn chặn phóng thích acetylcholine ở điểm nối thần kinh cơ. Với số lượng nhỏ, nó có thể được sử dụng để làm tê liệt cơ tạm thời trong ba đến bốn tháng. Nó được sử dụng để kiểm soát co thắt cơ, chớp mắt quá mức và điều trị thẩm mỹ các nếp nhăn. Tác dụng phụ không thường gặp là yếu cơ toàn thân và thậm chí tử vong (hiếm). Tiêm Botox® đã trở thành phương pháp điều trị được lựa chọn cho một người nhằm cải thiện khả năng nuốt và nói giọng khí -thực quản sau phẫu thuật cắt thanh quản.

Đối với bệnh nhân bị cắt thanh quản, việc tiêm Botox® đã được sử dụng để làm giảm tình trạng tăng trương lực và co thắt của phần rung, dẫn đến tạo ra giọng nói từ thực quản hoặc khí -thực quản. Tuy nhiên, nó chỉ có hiệu quả đối với các cơ hoạt động quá mức và có thể phải tiêm liều lượng tương đối lớn vào các cơ bị co cứng. Nó cũng có thể được sử dụng để giãn sự căng cơ hàm dưới khi một người gặp khó khăn khi nuốt. Nó không thể giúp ích cho các tình trạng không phải do co thắt cơ như túi thừa thực quản, hẹp do xơ hóa sau xạ trị, sẹo và thu hẹp sau phẫu thuật.

Tăng trương lực cơ co thắt hoặc co thắt họng thực quản (PES) là nguyên nhân phổ biến gây ra tình trạng suy giảm khả năng nói giọng khí-thực quản sau phẫu thuật cắt thanh quản. Tình trạng tăng trương lực cơ co thắt có thể làm tăng áp lực đỉnh trong thực quản khi nói, do đó cản trở khả năng nói trôi chảy. Nó cũng có thể gây khó khăn cho việc nuốt bằng cách cản trở quá trình vận chuyển thức ăn và chất lỏng qua hầu họng.

Việc tiêm Botox® có thể được thực hiện bởi các bác sĩ tai mũi họng tại phòng khám. Việc tiêm có thể được thực hiện qua da hoặc qua ống nội soi thực quản-dạ dày-tá tràng. Việc tiêm qua da vào các cơ co thắt hầu trên dọc theo một bên của hầu họng mới tạo sau phẫu thuật (tân hầu) được thực hiện ngay phía trên và bên cạnh lỗ mở khí quản ra da.

Có thể thực hiện tiêm qua ống nội soi thực quản-dạ dày-tá tràng bất cứ khi nào việc tiêm qua da không khả thi. Phương pháp này được sử dụng ở những bệnh nhân bị xơ hóa nặng sau xạ trị, tổn thương giải phẫu vùng cổ và lo lắng hoặc không thể chịu được khi tiêm qua da. Phương pháp này cho phép quan sát trực tiếp và độ chính xác cao hơn. Việc tiêm vào phần PES thường được thực hiện bởi bác sĩ chuyên khoa tiêu hóa và sau đó là nong nhẹ bằng bóng để tạo điều kiện phân phối Botox® đồng đều.

Lỗ rò họng-da

Lỗ rò họng-da là sự kết nối bất thường giữa niêm mạc họng với da. Thông thường, rò nước bọt phát triển từ vùng họng đến da, cho thấy đường khâu phẫu thuật họng bị hỏng. Đây là biến chứng thường gặp nhất sau phẫu thuật cắt thanh quản và thường xảy ra từ 7 đến 10 ngày sau phẫu thuật. Xạ trị trước đó là một yếu tố nguy cơ. Không được cho ăn qua đường miệng cho đến khi lỗ rò tự lành hoặc được phẫu thuật sửa chữa.

Việc đóng lỗ rò có thể được đánh giá bằng "thử nghiệm thuốc nhuộm" (chẳng hạn như uống xanh methylen xuất hiện trên da nếu lỗ rò không bị tắc nghẽn) và/hoặc bằng chụp Xquang với chất cản quang.

6Vấn đề ngửi sau cắt thanh quản

Những người trải qua phẫu thuật cắt thanh quản có thể gặp khó khăn với cảm giác ngửi. Điều này bất chấp thực tế là phẫu thuật cắt thanh quản thông thường không tổn thương đến các dây thần kinh liên quan đến cảm giác ngửi và khứu giác, khứu giác vẫn còn nguyên vẹn. Tuy nhiên, điều đã thay đổi là đường đi của luồng không khí trong quá trình hô hấp. Trước khi phẫu thuật cắt thanh quản, không khí đi vào phổi qua mũi và miệng. Sự chuyển động của không khí qua mũi cho phép phát hiện mùi hương khi chúng tiếp xúc với các đầu tận dây thần kinh trong mũi chịu trách nhiệm về khứu giác.

Tuy nhiên, sau phẫu thuật cắt thanh quản, luồng không khí hoạt động qua mũi không còn nữa. Điều này có thể được coi là mất mùi. "Kỹ thuật ngáp miệng lịch sự" có thể giúp những người bị cắt thanh quản lấy lại khả năng ngửi. Phương pháp này được gọi là "kỹ thuật ngáp lịch sự" vì các chuyển động liên quan tương tự như các chuyển động được sử dụng khi một người cố gắng ngáp khi ngậm miệng. Chuyển động nhanh, đi xuống của hàm dưới và lưỡi, trong khi vẫn khép môi, sẽ tạo ra một chân không, hút không khí vào đường mũi và cho phép phát hiện bất kỳ mùi hương nào qua luồng không khí mới. Bằng cách luyện tập, bạn có thể đạt được độ chân không tương tự bằng cách sử dụng các chuyển động lưỡi tinh tế (nhưng hiệu quả).

CHƯƠNG 12: CÁC VẤN ĐỀ Y TẾ SAU XẠ TRỊ VÀ PHẪU THUẬT: KIỂM SOÁT CƠN ĐAU, DI CĂN, SUY GIÁP, VÀ NGĂN NGỪA SAI SÓT Y KHOA

Kiểm soát cơn đau

Nhiều bệnh nhân ung thư và những người sống sót phàn nàn về cơn đau. Đau có thể là một trong những dấu hiệu quan trọng của bệnh ung thư và thậm chí có thể đưa đến chẩn đoán bệnh. Vì vậy, nó không nên bị bỏ qua và phải là một dấu hiệu để tìm kiếm sự chăm sóc y tế. Cơn đau liên quan đến ung thư có thể khác nhau về cường độ và chất lượng. Nó có thể liên tục, không liên tục, nhẹ, trung bình hoặc nặng. Nó cũng có thể đau nhức, âm ỉ hoặc như dao đâm.

Cơn đau có thể do khối u chèn ép hoặc phát triển và phá hủy các mô lân cận. Khi khối u tăng kích thước, nó có thể gây đau bằng cách gây áp lực lên dây thần kinh, xương hoặc các cấu trúc khác. Ung thư đầu và cổ cũng có thể làm ăn mòn niêm mạc và khiến nó tiếp xúc với nước bọt và vi khuẩn miệng. Ung thư đã lan rộng hoặc tái phát còn có khả năng gây đau nhiều hơn.

Đau cũng có thể là kết quả của việc điều trị ung thư. Hóa trị, xạ trị và phẫu thuật đều là những nguồn gây đau tiềm ẩn. Hóa trị có thể gây tiêu chảy, lở miệng và tổn thương thần kinh. Xạ trị ở đầu và cổ có thể gây ra cảm giác đau đớn và nóng rát ở da và miệng, cứng cơ và tổn thương thần kinh. Phẫu thuật cũng có thể gây đau, có thể để lại dị dạng và/hoặc sẹo mà cần thời gian để cải thiện.

Cơn đau do ung thư có thể được điều trị bằng nhiều phương pháp khác nhau. Loại bỏ nguồn gốc của cơn đau bằng xạ trị, hóa trị hoặc phẫu thuật là tốt nhất nếu có thể. Tuy nhiên, nếu không thể, các phương pháp điều trị khác bao gồm dùng thuốc uống, phong bế thần kinh, châm cứu, bấm huyệt, xoa bóp, vật lý trị liệu, ngồi thiền, thư giãn và thậm chí cả sự hài hước. Các chuyên gia về quản lý cơn đau có thể đưa ra những phương pháp điều trị này.

Thuốc giảm đau có thể được dùng dưới dạng viên nén, viên hòa tan, tiêm tĩnh mạch, tiêm bắp, đặt trực tràng hoặc qua miếng dán da. Thuốc bao gồm: thuốc giảm đau (ví dụ: aspirin, acetaminophen), thuốc chống viêm không steroid (ví dụ: ibuprofen), opioid yếu (ví dụ: codeine) và mạnh (ví dụ: morphine, oxycodone, hydromorphone, fentanyl, methadone).

Đôi khi bệnh nhân không được điều trị đầy đủ cho cơn đau do ung thư. Lý do cho điều này bao gồm việc bác sĩ miễn cưỡng hỏi về cơn đau hoặc đưa ra phương pháp điều trị, bệnh nhân không sẵn lòng nói về nỗi đau của họ, sợ nghiện thuốc và sợ tác dụng phụ.

Điều trị cơn đau vừa có thể làm tăng sức khỏe của bệnh nhân, vừa giảm bớt khó khăn cho những người chăm sóc họ. Bệnh nhân nên được khích lệ nói chuyện với các người cung cấp dịch vụ chăm sóc sức khỏe về nỗi đau của họ và tìm cách điều trị. Đánh giá của chuyên gia quản lý cơn đau có thể rất hữu ích; tất cả các trung tâm ung thư lớn đều có chương trình quản lý cơn đau.

Các triệu chứng cơ năng và dấu chứng thực thể của ung thư đầu cổ mới hoặc tái phát

Hầu hết những người mắc bệnh ung thư đầu và cổ đều được điều trị nội khoa và phẫu thuật để loại bỏ và diệt trừ ung thư. Tuy nhiên, luôn có khả năng ung thư có thể tái phát; cần cảnh giác để phát hiện tái phát hoặc có thể là khối u nguyên phát mới. Do đó, điều rất quan trọng là phải nhận biết được các dấu chứng thực thể của ung thư thanh quản và các loại ung thư đầu cổ khác để có thể phát hiện chúng ở giai đoạn sớm.

Các dấu hiệu cơ năng và dấu chứng thực thể của ung thư đầu và cổ bao gồm:

- Đờm có lẫn máu

- Chảy máu mũi, họng, miệng

- Có khối u trên hoặc ngoài cổ

- Có khối hoặc mảng màu trắng, đỏ hoặc sẫm màu bên trong miệng

- Thở nghe âm bất thường hoặc khó thở

- Ho mãn tính

- Thay đổi giọng nói (bao gồm cả khàn giọng)

- Đau hoặc sưng cổ

- Khó nhai, nuốt hoặc cử động lưỡi khó

- Má dày lên

- Đau quanh răng hoặc răng lung lay

- Vết loét trong miệng không lành hoặc ngày càng to ra

- Tê lưỡi hoặc tê nơi khác trong miệng

- Đau miệng, họng hoặc tai dai dẳng

- Hơi thở hôi

- Sụt cân

Những người có những triệu chứng này nên được bác sĩ tai mũi họng kiểm tra càng sớm càng tốt.

Ung thư đầu và cổ di căn

Ung thư thanh quản giống như các bệnh ung thư đầu cổ khác, có thể di căn đến phổi và gan. Nguy cơ di căn cao hơn ở những khối u lớn và ở những khối u được phát hiện muộn. Nguy cơ di căn cao hơn trong 5 năm đầu và đặc biệt là trong 2 năm đầu sau khi ung thư xuất hiện. Nếu các tuyến bạch huyết tại chỗ không phát hiện ung thư thì nguy cơ sẽ thấp hơn.

Những người đã từng mắc bệnh ung thư có nhiều khả năng phát triển một loại bệnh ác tính khác không liên quan đến ung thư đầu và cổ. Khi già đi, con người thường phát triển các vấn đề y tế khác cần được chăm sóc, chẳng hạn như tăng huyết áp và đái tháo đường. Do đó, điều bắt buộc là phải dinh dưỡng đầy đủ, chăm sóc răng miệng (Xem Các vấn đề về Nha khoa, trang 117), sức khỏe thể chất và tinh thần, được chăm sóc y tế tốt và được khám định kỳ (Xem theo dõi bởi bác sĩ gia đình, bác sĩ nội khoa và các chuyên gia y tế, Trang 112). Tất nhiên, những người sống sót sau ung thư đầu và cổ, giống như những người khác, cần phải theo dõi tất cả các loại ung thư. Đây là những bệnh tương đối dễ chẩn đoán bằng khám định kỳ, bao gồm ung thư vú, cổ tử cung, tuyến tiền liệt, đại tràng và da.

Hormon tuyến giáp thấp (suy giáp) và cách điều trị

Hầu hết các bệnh nhân trải qua cắt thanh quản đều có nồng độ hormone tuyến giáp thấp (suy giáp). Điều này là do ảnh hưởng của tia xạ và việc cắt bỏ một phần hoặc toàn bộ tuyến giáp trong quá trình phẫu thuật cắt thanh quản.

Các triệu chứng của bệnh suy giáp rất đa dạng; một số người không có triệu chứng trong khi những người khác có các triệu chứng nghiêm trọng hoặc đe dọa tính mạng. Các triệu chứng của suy giáp không đặc hiệu và bắt chước dấu hiệu thay đổi bình thường của tuổi tác.

Triệu chứng toàn thân – Hormon tuyến giáp kích thích quá trình trao đổi chất của cơ thể. Hầu hết các triệu chứng của suy giáp là do quá trình trao đổi chất bị chậm lại. Triệu chứng toàn thân bao gồm mệt mỏi, uể oải, tăng cân và sợ lạnh.

Da – Giảm tiết mồ hôi, da khô và dày, tóc thô hoặc mỏng, lông mày biến mất và móng tay dễ gãy.

Mắt – Sưng nhẹ quanh mắt

Hệ tim mạch – Nhịp tim chậm và các giảm sức co bóp tim, làm giảm chức năng tổng thể của tim. Những điều này có thể gây mệt mỏi và khó thở khi tập thể dục. Suy giáp cũng có thể gây tăng huyết áp nhẹ và tăng mức cholesterol.

Hệ hô hấp – Cơ hô hấp có thể yếu đi và chức năng phổi có thể giảm. Các triệu chứng bao gồm mệt mỏi, khó thở khi tập thể dục và giảm khả năng tập thể dục. Suy giáp có thể dẫn đến sưng lưỡi, khàn giọng và ngưng thở khi ngủ (không xảy ra ở bệnh nhân bị cắt thanh quản).

Hệ thống tiêu hóa – Làm chậm hoạt động của đường tiêu hóa, gây táo bón

Hệ thống sinh sản – Chu kỳ kinh nguyệt không đều, từ kinh nguyệt không đều hoặc vô kinh đến rong kinh và cường kinh.

Tình trạng thiếu hụt tuyến giáp có thể được khắc phục bằng cách dùng hormone tuyến giáp tổng hợp (Thyroxine). Nên uống thuốc này khi bụng đói với một cốc nước đầy 30 phút trước khi ăn, tốt nhất là trước bữa sáng hoặc vào thời điểm tương tự trong ngày. Vì thực phẩm chứa nhiều chất béo (ví dụ: trứng, thịt xông khói, bánh mì nướng, khoai tây chiên và sữa) có thể làm giảm sự hấp thu thyroxine tới 40%.

Hiện có một số công thức của thyroxine tổng hợp, nhưng vẫn còn nhiều tranh cãi về hiệu quả của chúng. Năm 2004, FDA đã phê duyệt một loại thuốc thay thế cho các sản phẩm levothyroxin có thương hiệu. Hiệp hội Tuyến giáp Hoa Kỳ, Hiệp hội Nội tiết và Hiệp hội Bác sĩ Nội tiết Lâm sàng Hoa Kỳ phản đối quyết định này, khuyến cáo bệnh nhân vẫn sử dụng cùng một nhãn hiệu.

Nếu bệnh nhân phải đổi nhãn hiệu hoặc sử dụng thuốc thay thế, nên kiểm tra hormone kích thích tuyến giáp (TSH) trong huyết thanh sáu tuần sau đó.

Bởi vì có thể có sự khác biệt nhỏ giữa các công thức thyroxine tổng hợp, tốt hơn là nên sử dụng một công thức khi có thể. Nếu phải thay đổi chế phẩm, cần theo dõi tiếp TSH và đôi khi nồng độ thyroxine tự do (T4) trong huyết thanh để xác định xem có cần điều chỉnh liều hay không.

Sau khi bắt đầu điều trị, bệnh nhân cần được đánh giá lại và đo TSH huyết thanh sau 3 đến 6 tuần và điều chỉnh liều nếu cần. Các triệu chứng của bệnh suy giáp thường bắt đầu thuyên giảm sau hai đến ba tuần điều trị hormon thay thế và có thể mất ít nhất sáu tuần mới hết.

Có thể tăng liều thyroxine sau ba tuần ở những người tiếp tục có triệu chứng và có nồng độ TSH huyết thanh cao. Phải mất khoảng sáu tuần trước khi đạt được trạng thái hormone ổn định sau khi bắt đầu điều trị hoặc thay đổi liều lượng.

Quá trình tăng liều hormone cứ mỗi ba đến sáu tuần được tiếp tục, dựa trên đo TSH định kỳ cho đến khi nó trở lại bình thường (từ khoảng 0,5 đến 5,0 mU/L). Một khi đạt được điều này, cần phải theo dõi định kỳ.

Sau khi xác định liều duy trì thích hợp, bệnh nhân cần được kiểm tra và đo TSH huyết thanh mỗi năm một lần (hoặc thường xuyên hơn nếu có kết quả bất thường hoặc thay đổi tình trạng bệnh nhân). Có thể cần điều chỉnh liều khi bệnh nhân già đi hoặc thay đổi cân nặng.

Ngăn ngừa sai sót y khoa và phẫu thuật

Những sai sót y khoa và phẫu thuật rất phổ biến. Chúng làm tăng các vụ kiện về sai sót y khoa, chi phí chăm sóc y tế, thời gian nằm viện của bệnh nhân cũng như tỷ lệ mắc bệnh và tử vong.

Một bản thảo mô tả trải nghiệm cá nhân của tôi khi đối mặt với các sai sót y khoa và phẫu thuật trong quá trình chăm sóc cho tôi đã được xuất bản trên tạp chí Disabled-World.com tại

http://www.disabled-world.com/disability/publications/neck-cancer-patient.php

Cách tốt nhất để ngăn ngừa sai sót là bệnh nhân phải tự bào chữa cho mình hoặc nhờ một thành viên trong gia đình hoặc bạn bè bào chữa cho mình.

Sai sót y khoa có thể được giảm bớt bằng cách:

- Được cung cấp thông tin và không ngần ngại thách thức, yêu cầu giải thích

• Trở thành "chuyên gia" về vấn đề y tế của mình

• Có người thân hoặc bạn bè vẫn đang nằm viện

• Lấy ý kiến bên thứ hai

• Hướng dẫn các nhà cung cấp dịch vụ y tế về tình trạng và nhu cầu của một người (trước và sau phẫu thuật)

Việc xảy ra sai sót làm giảm niềm tin của bệnh nhân vào nhà cung cấp dịch vụ chăm sóc sức khỏe của họ. Sự thừa nhận và chấp nhận trách nhiệm của các nhà cung cấp dịch vụ y tế có thể thu hẹp khoảng cách giữa họ và bệnh nhân và có thể khôi phục lại niềm tin đã mất. Khi một cuộc đối thoại như vậy được thiết lập, có thể tìm hiểu thêm thông tin chi tiết về các tình huống dẫn đến sai sót, từ đó giúp ngăn ngừa các sai sót tương tự. Thảo luận cởi mở có thể đảm bảo với bệnh nhân rằng các nhà cung cấp dịch vụ của họ đang xem xét vấn đề một cách nghiêm túc và các bước sẽ được thực hiện để giúp bệnh viện của họ an toàn hơn.

Không thảo luận về những sai sót với bệnh nhân và gia đình sẽ làm tăng sự lo lắng, thất vọng và tức giận của họ, do đó cản trở quá trình hồi phục của họ. Và tất nhiên, sự tức giận như vậy cũng có thể dẫn tới những vụ kiện về sơ suất hành nghề.

Sự cảnh giác cao hơn của cộng đồng y khoa có thể làm giảm sai sót. Rõ ràng các sai sót y khoa cần được ngăn ngừa càng nhiều càng tốt về mặt con người; bỏ qua chúng chỉ có thể dẫn đến sự lặp lại chúng. Các chính sách thể chế nên hỗ trợ và khuyến khích các chuyên gia chăm sóc sức khỏe tiết lộ các tác dụng phụ. Sự cởi mở và trung thực ngày càng tăng sau các biến cố bất lợi có thể cải thiện mối quan hệ giữa nhà cung cấp và bệnh nhân. Có những bước phòng ngừa quan trọng có thể được thực hiện bởi mọi tổ chức và văn phòng y tế. Giáo dục bệnh nhân và người chăm sóc họ về tình trạng và kế hoạch điều trị của bệnh nhân là vô cùng quan trọng. Các chuyên gia y tế có thể bảo vệ và ngăn ngừa những sai lầm khi họ nhận thấy những sai lệch so với kế hoạch điều trị.

Các bước này của cơ sở y tế có thể ngăn ngừa sai sót y khoa:

• Triển khai đào tạo y khoa đồng đều và tốt hơn

• Tuân thủ các tiêu chuẩn chăm sóc đã được thiết lập rõ ràng

• Thực hiện xem xét hồ sơ thường xuyên để phát hiện và sửa chữa các sai sót y tế

• Chỉ tuyển dụng nhân viên y tế được giáo dục và đào tạo tốt

• Tư vấn, khiển trách, giáo dục những nhân viên mắc lỗi và sa thải những người tiếp tục mắc lỗi

• Phát triển và tuân thủ các phát đồ (bộ hướng dẫn cụ thể cho các quy trình), thiết lập các quy trình và danh sách kiểm tra đầu giường cho tất cả các biện pháp can thiệp

• Tăng cường giám sát và liên lạc giữa các nhà cung cấp dịch vụ chăm sóc sức khỏe

• Điều tra tất cả các lỗi và thực hiện hành động để ngăn chặn chúng

• Giáo dục và thông báo cho bệnh nhân cũng như người chăm sóc họ về tình trạng và kế hoạch điều trị của bệnh nhân

• Nhờ một thành viên trong gia đình và/hoặc bạn bè làm người bào chữa cho bệnh nhân để đảm bảo sự phù hợp của việc quản lý

• Trả lời khiếu nại của bệnh nhân và gia đình, thừa nhận trách nhiệm khi thích hợp, thảo luận những vấn đề này với gia đình và nhân viên và thực hiện hành động để ngăn ngừa các sai sót

CHƯƠNG 13: CHĂM SÓC PHÒNG NGỪA: THEO DÕI, TRÁNH HÚT THUỐC VÀ TIÊM PHÒNG

Chăm sóc y tế phòng ngừa và chăm sóc nha khoa là điều quan trọng đối với bệnh nhân mắc bệnh ung thư. Rất nhiều người mắc bệnh ung thư bỏ qua việc quan tâm đến các vấn đề y tế quan trọng khác và chỉ tập trung duy nhất vào bệnh ung thư của họ. Bỏ qua các vấn đề y tế khác có thể dẫn đến hậu quả nghiêm trọng có thể ảnh hưởng đến sức khỏe và tuổi thọ.

Các biện pháp phòng ngừa quan trọng nhất đối với bệnh nhân phẫu thuật cắt thanh quản (laryngectomees) và bệnh nhân ung thư đầu cổ bao gồm:

- Chăm sóc nha khoa đúng cách
- Kiểm tra định kỳ bởi bác sĩ gia đình
- Theo dõi định kỳ bởi bác sĩ chuyên khoa tai mũi họng
- Tiêm phòng hợp lý
- Ngừng hút thuốc
- Sử dụng kỹ thuật đúng cách (ví dụ, sử dụng nước vô khuẩn để rửa lỗ mở khí quản ra da)
- Duy trì đủ dinh dưỡng

Kiểm tra nha khoa định kỳ và chăm sóc nha khoa phòng ngừa được thảo luận trong Chương 14 (trang ….).

Sử dụng kỹ thuật đúng cách để chăm sóc lỗ mở khí quản ra da được trình bày trong Chương 8 (trang …).

Dinh dưỡng đầy đủ được thảo luận trong Chương 11 (trang …).

Theo dõi bởi bác sĩ gia đình, bác sĩ nội khoa và bác sĩ chuyên khoa

Theo dõi y tế liên tục bởi các bác sĩ chuyên khoa, bao gồm bác sĩ chuyên khoa tai mũi họng, bác sĩ ung bướu xạ trị (đối với những bệnh nhân xạ trị), và bác sĩ chuyên khoa ung bướu (đối với những bệnh nhân hóa trị) là rất quan trọng. Khi thời gian trôi qua từ lúc chẩn đoán ban đầu, điều trị và phẫu thuật, việc theo dõi xảy ra ít thường xuyên hơn. Hầu hết các bác sĩ chuyên khoa tai mũi họng khuyên nên tiến hành kiểm tra định kỳ hàng tháng trong năm đầu sau khi được chẩn đoán và hoặc phẫu thuật, sau đó ít thường xuyên hơn, tùy thuộc vào tình trạng của bệnh nhân.

Bệnh nhân nên được khuyến khích liên hệ với bác sĩ của họ mỗi khi có triệu chứng mới xuất hiện.

Các cuộc kiểm tra định kỳ đảm bảo rằng bất kỳ thay đổi nào về sức khỏe cũng được ghi chú và bất kỳ vấn đề mới nào xuất hiện cũng được giải quyết và điều trị. Bác sĩ sẽ tiến hành thăm khám cẩn thận để phát hiện ung thư tái phát. Quá trình kiểm tra bao gồm thăm khám tổng quát toàn bộ cơ thể và thăm khám riêng biệt vùng cổ, họng và lỗ mở khí quản. Thăm khám đường hô hấp trên được tiến hành bằng nội soi hoặc quan sát gián tiếp bằng gương nhỏ, có tay cầm dài để kiểm tra các khu vực bất thường. Có thể thực hiện các công cụ hình ảnh học khác nếu cần.

Việc theo dõi bởi bác sĩ nội khoa hoặc bác sĩ gia đình, cũng như nha sĩ, để giải quyết các vấn đề y tế và nha khoa khác cũng là điều rất quan trọng.

Tiêm chủng phòng ngừa cúm

Đối với người phẫu thuật cắt thanh quản, việc tiêm ngừa cúm rất quan trọng bất kể tuổi tác. Cúm có thể khó kiểm soát và tiêm chủng là một công cụ phòng ngừa quan trọng.

Có hai loại vaccine cúm: loại vaccine tiêm phù hợp cho mọi độ tuổi và loại xịt (virus sống) chỉ dành cho người dưới năm mươi tuổi và không bị suy giảm miễn dịch.

Các loại vaccine hiện hành bao gồm:

1. "Mũi tiêm cúm" - một loại vaccine bị bất hoạt (chứa virus đã chết) được tiêm vào cơ thể, thường ở cánh tay. Mũi tiêm cúm được chấp thuận cho những người từ sáu tháng tuổi trở lên, bao gồm cả những người khỏe mạnh và những người có các bệnh lý y khoa mạn tính.
2. Vaccine cúm xịt mũi - một loại vaccine tạo ra từ virus cúm sống và được làm yếu đi, không gây ra bệnh cúm (đôi khi gọi là LAIV, viết tắt của "live attenuated influenza vaccine" (vaccine cúm sống, giảm độc lực) hoặc FluMist®). LAIV được chấp thuận để sử dụng cho những người khỏe mạnh từ 2-49 tuổi (ngoại trừ phụ nữ mang thai).

Mỗi mùa cúm đều có vaccine mới. Mặc dù không thể dự đoán các dòng virus gây cúm nhưng có thể dự kiến rằng các dòng virus gây bệnh tại các nơi khác trên thế giới cũng có thể gây bệnh tại Hoa Kỳ. Điều quan trọng nhất là nên tham khảo ý kiến bác sĩ của mình trước khi tiêm chủng để đảm bảo rằng không có lý do nào mà bạn không nên tiêm chủng (như dị ứng trứng).

Cách tốt nhất để chẩn đoán cúm là test nhanh dịch tiết của mũi bằng một trong những bộ kit chẩn đoán. Vì bệnh nhân cắt thanh quản không có sự kết nối giữa mũi và phổi cho nên bên cạnh xét nghiệm đàm ở khí quản, cần kiểm tra cả dịch mũi (sử dụng một bộ kit được chấp thuận cho xét nghiệm đàm).

Thông tin về các test này có thể được tìm thấy trên trang web Trung tâm Kiểm soát Bệnh tật (http://www.cdc.gov/flu/professionals/diagnosis/rapidlab.htm).

Một "lợi thế" của bệnh nhân cắt thanh quản là họ thường ít mắc nhiễm trùng do các virus đường hô hấp. Điều này bởi vì virus "cảm lạnh" thường xâm nhập ở mũi và họng trước; từ đó chúng lan đến toàn bộ cơ thể, bao gồm phổi. Vì bệnh nhân cắt thanh quản không thở bằng mũi nên virus cảm lạnh ít có khả năng tấn công họ.

Tuy nhiên, điều vẫn rất quan trọng đó là bệnh nhân cắt thanh quản cần tiêm chủng hàng năm để phòng ngừa virus cúm, sử dụng thiết bị Heat and Moisture Exchanger (HME) (thiết bị trao đổi nhiệt và độ ẩm) để lọc không khí vào phổi và rửa tay kỹ trước khi tiếp xúc với lỗ mở khí quản hoặc HME hoặc trước khi ăn. Thiết bị Atos (Provox) Micron HME với bộ lọc điện tĩnh được thiết kế để lọc các tác nhân gây bệnh tiềm năng và giảm sự nhạy cảm với nhiễm trùng đường hô hấp.

Virus cúm có khả năng lây truyền thông qua việc tiếp xúc với các vật thể. Bệnh nhân cắt thanh quản có sử dụng thiết bị thay thế giọng nói và cần nhấn tay vào HME của họ để nói có thể làm tăng nguy cơ nhiễm virus trực tiếp vào phổi của họ. Rửa tay hoặc sử dụng chất tẩy da có thể ngăn sự lây truyền của virus.

Tiêm chủng chống vi khuẩn phế cầu

Bệnh nhân cắt thanh quản và các bệnh nhân hít thở qua đường cổ nên tiêm ngừa phế cầu, một trong những nguyên nhân chính gây viêm phổi. Ở Hoa Kỳ, có hai loại vaccine chống phế cầu: vaccine phế cầu cộng hợp (Prevnar 13 hoặc PCV13) và vaccine phế cầu polysaccharide – một loại vaccine polysaccharide chống lại 23 dòng phế cầu (Pneumovax hoặc PPV23).

Bệnh nhân nên tham khảo ý kiến bác sĩ về việc tiêm ngừa phế cầu.

Trung tâm Kiểm soát Bệnh tật đăng tải guideline hiện hành tại: http://www.cdc.gov/vaccines/

Tránh hút thuốc và uống rượu

Những người mắc bệnh ung thư đầu cổ họng nên được tư vấn về tầm quan trọng của việc từ bỏ hút thuốc lá. Ngoài việc hút thuốc, là một yếu tố nguy cơ chính gây bệnh ung thư đầu cổ, nguy cơ ung thư còn gia tăng do việc uống rượu. Hút thuốc cũng có thể ảnh hưởng đến tiên lượng bệnh ung thư. Bệnh nhân mắc bệnh ung thư thanh quản mà vẫn tiếp tục hút thuốc và uống rượu thì ít có khả năng được chữa khỏi và có khả năng cao hình thành một khối u thứ hai. Khi hút thuốc tiếp diễn cả trong và sau liệu pháp xạ trị, nó có thể làm tăng độ nặng và thời gian của các phản ứng niêm mạc, làm trầm trọng chứng khô miệng (xerostomia) và làm ảnh hưởng đến kết quả điều trị của bệnh nhân.

Hút thuốc và uống rượu cũng làm giảm hiệu quả điều trị cho bệnh ung thư thanh quản. Những bệnh nhân tiếp tục hút thuốc trong khi đang xạ trị có tỉ lệ sống dài hạn thấp hơn so với những người không hút thuốc.

CHƯƠNG 14 : VẤN ĐỀ RĂNG MIỆNG VÀ LIỆU PHÁP OXY CAO ÁP

Vấn đề về răng miệng có thể khá khó khăn đối với bệnh nhân cắt thanh quản, chủ yếu là do ảnh hưởng lâu dài của xạ trị. Việc duy trì vệ sinh răng miệng tốt có thể ngăn ngừa nhiều vấn đề.

Vấn đề răng miệng

Vấn đề răng miệng là thường gặp sau khi tiếp xúc với xạ trị ở vùng đầu cổ.

Các tác động của xạ trị bao gồm:

- Giảm cung cấp máu đến xương hàm trên và hàm dưới
- Giảm sản xuất và thay đổi thành phần hóa học của nước bọt
- Thay đổi vi khuẩn thường trú trong miệng

Do những thay đổi này nên sâu răng, đau rát và viêm nướu cùng bệnh viêm nha chu có thể đặc biệt gây ra nhiều phiền toái.

Điều này có thể giảm đi thông qua việc chăm sóc răng miệng tốt, tức là bằng cách làm sạch, súc miệng và sử dụng kem đánh răng có chứa flour sau mỗi bữa ăn khi có thể. Sử dụng một loại chất chứa flour đặc biệt để súc miệng hoặc thoa lên nướu có thể giúp ngăn ngừa việc xuất hiện sâu răng. Việc duy trì tình trạng đủ nước và sử dụng thuốc thay thế nước bọt khi cần cũng là điều quan trọng.

Nên lưu ý rằng, khi xạ trị vùng đầu cổ, bệnh nhân nên đến gặp nha sĩ để kiểm tra miệng một cách kỹ lưỡng vài tuần trước khi bắt đầu điều trị, và nên được thăm khám định kỳ hàng năm hoặc nửa năm một lần đến suốt đời. Việc làm sạch răng miệng đều đặn cũng rất quan trọng.

Bởi vì xạ trị làm thay đổi cung cấp máu đến xương hàm trên và hàm dưới, nên bệnh nhân có thể có nguy cơ hoại tử xương do xạ (osteoradionecrosis) ở những vị trí này. Việc nhổ răng và bệnh răng miệng ở những khu vực đã xạ trị có thể dẫn đến tình trạng hoại tử xương do xạ. Bệnh nhân nên thông báo cho nha sĩ về việc xạ trị trước khi thực hiện những thủ thuật này. Hoại tử xương do xạ có thể được ngăn ngừa thông qua việc tiến hành liệu pháp oxy cao áp (xem bên dưới) trước và sau khi nhổ răng hoặc phẫu thuật nha khoa. Điều này được khuyến nghị nếu răng liên quan nằm trong vùng đã trải qua xạ trị liều cao. Việc hội chẩn với bác sĩ ung bướu xạ trị đã thực hiện xạ trị cho bệnh nhân có thể giúp xác định xem điều này cần thiết hay không.

Phòng ngừa răng miệng có thể làm giảm nguy cơ gây ra bệnh răng miệng dẫn đến hoại tử xương. Các điều trị đặc biệt với fluorua có thể giúp ngăn ngừa vấn đề về răng miệng, cùng với việc đánh răng, sử dụng chỉ nha khoa và thường xuyên làm sạch răng.

Việc thực hiện một chế độ chăm sóc răng miệng tại nhà suốt đời được khuyến nghị:

- Sử dụng chỉ nha khoa và đánh răng với kem đánh răng sau mỗi bữa ăn
- Chải lưỡi bằng cọ lưỡi hoặc bàn chải có lông mềm một lần mỗi ngày
- Súc miệng bằng baking soda hàng ngày. Baking soda giúp trung hòa pH trong miệng. Dung dịch súc miệng này bao gồm một muỗng cà phê baking soda pha vào 12 oz nước. Dung dịch baking soda súc miệng có thể sử dụng suốt cả ngày.
- Sử dụng fluorua trong các sản phẩm chứa fluorua mỗi ngày. Các sản phẩm này có sẵn trên thị trường và cũng được làm theo yêu cầu bởi nha sĩ. Chúng được bôi lên răng trong vòng mười phút. Sau khi bôi fluorua, không nên súc miệng, uống nước hoặc ăn trong vòng ba mươi phút.

Trào ngược axit dạ dày cũng rất phổ biến sau phẫu thuật đầu cổ, đặc biệt là ở những bệnh nhân đã cắt thanh quản bán phần hoặc toàn phần (xem Các triệu chứng và điều trị trào ngược axit dạ dày, trang 89). Điều này cũng có thể gây ra hiện tượng ăn mòn răng miệng (đặc biệt là ở hàm dưới) và cuối cùng dẫn đến mất răng.

Các tác động này có thể được giảm bớt thông qua:

- Sử dụng thuốc giảm axit
- Ăn một lượng nhỏ thức ăn và nước mỗi lần
- Không nằm xuống ngay sau khi ăn
- Khi nằm xuống, nâng phần trên cơ thể lên 45 độ bằng gối

Liệu pháp oxy cao áp

Liệu pháp oxy cao áp (HBO) bao gồm hít oxy tinh khiết trong một phòng áp suất. Liệu pháp HBO là một phương pháp điều trị đáng tin cậy cho bệnh giảm áp (một nguy cơ khi lặn biển) và có thể được sử dụng để ngăn ngừa hoại tử xương do xạ.

HBO được sử dụng để điều trị nhiều bệnh lý y khoa khác nhau bao gồm sự tích tụ bong bóng khí trong mạch máu (thuyên tắc khí động mạch), bệnh giảm áp, ngộ độc khí CO, vết thương không lành, chấn thương nghiền nát, hoại tử, nhiễm trùng da hoặc xương gây ra chết mô (như hoại tử xương do xạ), tổn thương xạ trị, bỏng, ghép da hoặc vạt da có nguy cơ chết mô, và thiếu máu nặng. Trong buồng liệu pháp HBO, áp suất không khí được tăng lên tới ba lần áp suất không khí bình thường. Dưới những điều kiện này, phổi có thể hấp thụ nhiều oxy hơn so với việc hít oxy tinh khiết ở áp suất không khí bình thường.

Máu sẽ vận chuyển oxy này ra khắp cơ thể, kích thích sự giải phóng các hợp chất gọi là "yếu tố tăng trưởng" và tế bào gốc, thúc đẩy quá trình lành thương. Khi mô bị tổn thương, nó cần nhiều oxy hơn để tồn tại. Liệu pháp HBO tăng lượng oxy trong máu và có thể tạm thời khôi phục lại mức bình thường của khí máu và chức năng mô. Điều này thúc đẩy quá trình lành thương và khả năng của mô chống lại nhiễm trùng.

Liệu pháp HBO nói chung là an toàn và hiếm có biến chứng. Các biến chứng có thể có bao gồm: cận thị tạm thời, tổn thương ở tai giữa và tai trong (bao gồm rò rỉ dịch và thủng màng nhĩ do tăng áp suất không khí), tổn thương cơ quan do thay đổi áp suất không khí (chấn thương áp suất), và co giật do ngộ độc oxy.

Oxy tinh khiết có thể gây ra hỏa hoạn nếu có nguồn lửa, chẳng hạn như tia lửa hoặc ngọn lửa. Do đó, việc mang theo các vật phẩm có thể gây hỏa hoạn (ví dụ: bật lửa hoặc thiết bị chạy bằng pin) vào phòng liệu pháp HBO bị nghiêm cấm.

Liệu pháp HBO có thể được thực hiện như một thủ thuật ngoại trú và không cần phải nhập viện. Bệnh nhân nội trú có thể cần được chuyển đến và đưa về từ nơi điều trị HBO nếu nó nằm ngoài bệnh viện.

Việc điều trị có thể thực hiện trong một trong hai môi trường sau:

- *Một đơn vị thiết kế cho một người trong một đơn vị cá nhân* (monoplace), trong đó bệnh nhân nằm trên một chiếc bàn đệm được đặt vào trong một ống nhựa trong suốt.
- *Một buồng thiết kế để chứa nhiều người* trong một phòng HBO, nơi bệnh nhân có thể ngồi hoặc nằm xuống. Một mặt nạ hoặc khẩu trang cung cấp oxy.

Trong quá trình điều trị HBO, áp suất không khí tăng cao tạo cảm giác đầy tai tạm thời - tương tự như khi ở trên máy bay hoặc ở độ cao - có thể giảm đi bằng cách ngáp.

Một buổi điều trị có thể kéo dài từ một đến hai giờ. Các thành viên của đội ngũ chăm sóc sức khỏe theo dõi bệnh nhân suốt quá trình điều trị. Sau khi điều trị, bệnh nhân có thể cảm thấy choáng váng trong một vài phút.

Để điều trị hiệu quả, HBO cần được lặp lại nhiều lần. Số buổi điều trị cần tùy thuộc vào tình trạng bệnh lý. Một số tình trạng, như ngộ độc khí CO, có thể được điều trị chỉ sau ba buổi. Những tình trạng khác, như hoại tử xương do xạ hoặc vết thương không lành, có thể cần từ 25 đến 30 lần điều trị.

Liệu pháp HBO thường được sử dụng để điều trị hiệu quả bệnh giảm áp, thuyên tắc khí động mạch và ngộ độc khí CO nặng. Để điều trị hiệu quả cho các bệnh lý khác, HBO được sử dụng như một phần của kế hoạch điều trị toàn diện và được thực hiện kết hợp với các liệu pháp và thuốc khác phù hợp với nhu cầu của từng người.

CHƯƠNG 15: VẤN ĐỀ TÂM LÝ: TRẦM CẢM, TỰ TỬ, CHIA SẺ CHẨN ĐOÁN, NGƯỜI CHĂM SÓC VÀ NGUỒN HỖ TRỢ

Bệnh nhân ung thư đầu cổ, bao gồm những người đã cắt thanh quản, phải đối mặt với nhiều thách thức về tâm lý, xã hội và cá nhân. Điều này chủ yếu bởi vì ung thư đầu cổ và quá trình điều trị của nó ảnh hưởng đến một số chức năng cơ bản nhất của con người - hô hấp, ăn uống, giao tiếp và tương tác xã hội. Thấu hiểu và giải quyết những vấn đề này đóng vai trò không kém phần quan trọng so với việc giải quyết các vấn đề y tế.

Các bệnh nhân được chẩn đoán mắc bệnh ung thư phải trải qua nhiều cung bậc cảm xúc khác nhau, có thể thay đổi từ ngày này sang ngày khác, từ giờ này sang giờ khác, hoặc thậm chí từ phút này sang phút khác và có thể tạo ra gánh nặng tâm lý nặng nề.

Một số trong những cảm xúc này bao gồm:

- Phủ nhận
- Tức giận
- Lo sợ
- Căng thẳng
- Lo lắng
- Trầm cảm
- Buồn rầu
- Tội lỗi
- Cô đơn

Một số thách thức tâm lý và xã hội mà những bệnh nhân cắt thanh quản phải đối mặt bao gồm:

- Trầm cảm
- Lo lắng và lo sợ tái phát
- Cô lập xã hội
- Lạm dụng chất kích thích
- Hình ảnh cơ thể
- Tình dục

- Quay trở lại công việc
- Tương tác với vợ/chồng, gia đình, bạn bè, đồng nghiệp
- Ảnh hưởng kinh tế

Đối phó với trầm cảm

Nhiều người mắc bệnh ung thư cảm thấy buồn hoặc trầm cảm. Đây là một phản ứng bình thường đối với bất kỳ căn bệnh hiểm nghèo nào. Trầm cảm là một trong những vấn đề khó khăn nhất mà một bệnh nhân được chẩn đoán mắc bệnh ung thư phải đối mặt. Tuy nhiên, sự kỳ thị xã hội liên quan đến việc thừa nhận trầm cảm làm cho việc tìm kiếm sự hỗ trợ và điều trị trở nên khó khăn.

Một số dấu hiệu của trầm cảm bao gồm:

- Cảm giác bất lực và tuyệt vọng, hoặc rằng cuộc sống không còn ý nghĩa
- Không hứng thú trong việc ở bên gia đình hoặc bạn bè
- Không thấy hứng thú với sở thích và hoạt động trước đây mình thích
- Mất cảm giác ngon miệng hoặc không hứng thú với thức ăn
- Khóc trong thời gian dài hoặc nhiều lần mỗi ngày
- Các vấn đề về giấc ngủ, có thể là ngủ quá nhiều hoặc quá ít
- Thay đổi về mức năng lượng
- Suy nghĩ về việc tự tử, bao gồm lập kế hoạch hoặc thực hiện hành động tự tử, cũng như suy nghĩ thường xuyên về cái chết và sự hấp hối

Những thách thức của cuộc sống đối với bệnh nhân cắt thanh quản sống trong nỗi ám ảnh của căn bệnh ung thư khiến cho việc đối phó với trầm cảm trở nên khó khăn hơn Không thể nói, hoặc gặp khó khăn trong việc nói chuyện, khiến việc thể hiện cảm xúc trở nên khó khăn hơn và có thể dẫn đến cô lập.

Chăm sóc ngoại khoa và nội khoa thường không đủ để giải quyết những vấn đề như vậy; cần phải tập trung nhiều hơn vào tình trạng tâm thần sau phẫu thuật cắt thanh quản.

Việc đối phó và vượt qua trầm cảm là rất quan trọng, không chỉ cho sức khỏe của bệnh nhân mà còn có thể thúc đẩy quá trình phục hồi, tăng cơ hội sống lâu hơn và cuối cùng là việc chữa trị. Ngày càng có nhiều bằng chứng khoa học về mối quan hệ giữa tâm trí và cơ thể. Mặc dù mối quan hệ này chưa được hiểu rõ, nhưng người ta đã công nhận rằng những người có động cơ để hồi phục và thể hiện thái độ tích cực sẽ phục hồi nhanh hơn sau khi mắc bệnh nghiêm trọng, sống lâu hơn và đôi khi sống sót qua những rủi ro ngặt nghèo. Thật sự, đã được chứng minh rằng hiệu ứng này có thể có sự tham gia của các biến đổi trong các phản ứng miễn dịch tế bào và giảm hoạt động tế bào tiêu diệt tự nhiên.

Tất nhiên, có rất nhiều lý do khiến người ta cảm thấy trầm cảm sau khi biết được rằng mình mắc bệnh ung thư và phải sống với nó. Đó là một căn bệnh đáng sợ đối với bệnh nhân và gia đình họ, càng thêm đau đớn hơn vì y học vẫn chưa tìm ra cách chữa trị cho hầu hết các loại ung thư. Đến lúc bệnh được phát hiện, đã quá muộn để ngăn ngừa và nếu bệnh phát hiện ở giai đoạn tiến triển, nguy cơ gieo rắc cao và cơ hội chữa trị cuối cùng giảm đi đáng kể.

Sau khi biết tin xấu, trong tâm trí của bệnh nhân có nhiều cảm xúc chảy qua. "Tại sao lại là tôi?" và "Có thể là thật không?" Trạng thái trầm cảm là một phần của cơ chế bình thường để đối phó với khó khăn. Hầu hết mọi người trải qua nhiều giai đoạn trong việc đối phó với tình huống khó khăn mới chẳng hạn như phải cắt bỏ thanh quản. Ban đầu, họ trải qua sự phủ nhận và cô lập, sau đó là tức giận, tiếp theo là trạng thái trầm cảm và cuối cùng là sự chấp nhận.

Một số người bị "kẹt" ở một giai đoạn cụ thể như trầm cảm hoặc tức giận. Quan trọng là phải bước tiếp và đạt đến giai đoạn cuối cùng là sự chấp nhận và hy vọng. Đây là lý do tại sao sự giúp đỡ có chuyên môn cũng như sự hiểu biết và hỗ trợ từ gia đình và bạn bè là rất quan trọng.

Bệnh nhân phải đối mặt với cái chết cuối cùng, đôi khi là lần đầu tiên trong cuộc đời của họ. Họ bị buộc phải đối mặt với căn bệnh và các hậu quả ngay lập tức và lâu dài của nó. Nói một cách mâu thuẫn thì cảm giác trầm cảm sau khi biết về chẩn đoán cho phép bệnh nhân chấp nhận sự thay đổi mới. Việc không quan tâm nữa làm cho việc sống với tương lai bất định trở nên dễ dàng hơn. Tuy nhiên, khi nghĩ rằng "Tôi không quan tâm nữa" có thể làm cho cuộc sống tạm thời dễ dàng hơn nhưng cơ chế đối phó như vậy có thể gây cản trở đối với việc tìm kiếm sự chăm sóc thích hợp và dẫn đến sự suy giảm nhanh chóng về chất lượng cuộc sống.

Vượt qua trầm cảm

Hy vọng rằng một bệnh nhân có thể tìm thấy sức mạnh để chiến đấu với trầm cảm. Ngay sau phẫu thuật cắt thanh quản, người bệnh có thể bị choáng ngợp bởi các nhiệm vụ hàng ngày và thực tế mới. Họ thường trải qua một giai đoạn tiếc thương cho những mất mát của họ, bao gồm giọng nói và sức khỏe. Họ cũng phải chấp nhận nhiều thiệt hại vĩnh viễn bao gồm không thể nói "bình thường". Một số người có thể cảm thấy họ có sự lựa chọn giữa việc đầu hàng trầm cảm hoặc trở nên tích cực và trở lại cuộc sống. Mong muốn hồi phục và vượt qua khuyết tật có thể là động lực thúc đẩy để đảo ngược xu hướng đi xuống. Trạng thái trầm cảm có thể tái phát; đòi hỏi sự đấu tranh liên tục để vượt qua nó.

Một số cách mà bệnh nhân cắt thanh quản và bệnh nhân ung thư đầu cổ có thể đối phó với trầm cảm bao gồm:

- Tránh lạm dụng chất cấm
- Tìm kiếm sự giúp đỡ
- Loại trừ nguyên nhân bệnh lý (ví dụ, suy giáp, tác dụng phụ của thuốc)
- Quyết tâm trở nên tích cực
- Giảm bớt căng thẳng
- Làm gương cho người khác
- Trở lại các hoạt động trước đó
- Xem xét việc sử dụng thuốc chống trầm cảm
- Tìm kiếm sự hỗ trợ từ gia đình, bạn bè, chuyên gia, đồng nghiệp, những người đã phẫu thuật cắt thanh quản và các nhóm hỗ trợ
- Dưới đây là một số cách để hồi phục lại tinh thần của mình:
- Tham gia các hoạt động giải trí
- Xây dựng mối quan hệ cá nhân
- Giữ dáng và hoạt động thể chất
- Tái hòa nhập xã hội với gia đình và bạn bè
- Làm tình nguyện
- Tìm kiếm các kế hoạch có mục tiêu
- Nghỉ ngơi

Sự hỗ trợ từ gia đình và bạn bè rất quan trọng.Sự tham gia và đóng góp liên tục vào cuộc sống của người khác có thể tiếp thêm sinh lực. Bệnh nhân có thể lấy sức mạnh từ việc thưởng thức, tương tác và tác động đến cuộc sống của con cháu họ. Làm gương cho con cháu rằng không bao giờ từ bỏ trước khó khăn có thể là động lực thúc đẩy để sống tích cực và chống lại trầm cảm. Tham gia vào các hoạt động mà họ thích trước khi phẫu thuật có thể giúp họ liên tục tìm ra ý nghĩa của cuộc sống. Tham gia vào các hoạt động của câu lạc bộ bệnh nhân cắt thanh quản ở địa phương có thể là một nguồn hỗ trợ, động viên và tình bằng hữu mới.

Tìm kiếm sự giúp đỡ từ một chuyên gia tâm lý chẳng hạn như một người làm công tác xã hội, nhà tâm lý học hoặc bác sĩ tâm thần cũng có thể hữu ích. Có một bác sĩ tận tâm và có kiến thức cùng với một chuyên gia giọng nói và ngôn ngữ có thể theo dõi liên tục là rất quan trọng. Sự tham gia của họ có thể giúp bệnh nhân giải quyết các vấn đề y tế và ngôn ngữ đang nảy sinh và có thể giúp bệnh nhân cảm thấy khỏe mạnh.

Tự tử ở những bệnh nhân ung thư đầu cổ

Tỷ lệ tự tử trong số bệnh nhân ung thư là gấp đôi so với tỷ lệ tự tử của dân số tổng thể theo các nghiên cứu gần đây. Những nghiên cứu này rõ ràng chỉ ra nhu cầu cấp bách trong việc phát hiện và điều trị các vấn đề tâm thần như trầm cảm và ý định tự tử ở bệnh nhân.

Hầu hết các nghiên cứu đã cho thấy tỷ lệ cao mắc rối loạn khí sắc trầm cảm liên quan đến tự tử ở những bệnh nhân ung thư. Ngoài các rối loạn trầm cảm nặng và nhẹ, còn có tỷ lệ cao mắc trầm cảm ít nghiêm trọng ở bệnh nhân ung thư cao tuổi, đôi khi không được phát hiện và điều trị chưa đầy đủ. Nhiều nghiên cứu đã chỉ ra rằng khoảng một nửa số ca tự tử ở bệnh nhân ung thư có mắc trầm cảm nặng. Các yếu tố nguy cơ quan trọng khác bao gồm lo âu, rối loạn cảm xúc, đau đớn, thiếu hệ thống hỗ trợ xã hội và sự suy tàn tinh thần.

Tăng tỷ lệ tự tử tương đối cao nhất trong năm năm đầu sau khi chẩn đoán mắc bệnh ung thư và giảm dần sau đó. Tuy nhiên, nguy cơ vẫn duy trì ở mức cao trong mười lăm năm sau khi chẩn đoán mắc bệnh ung thư. Tỷ lệ tự tử cao hơn ở bệnh nhân ung thư liên quan đến giới tính nam, da trắng hoặc không kết hôn. Ở nam giới, tỷ lệ tự tử càng lớn khi bệnh nhân được chẩn đoán ung thư ở tuổi càng cao. Tỷ lệ tự tử cũng cao hơn ở bệnh nhân mắc bệnh ung thư giai đoạn tiến triển tại thời điểm chẩn đoán.

Tỷ lệ tự tử thay đổi theo loại ung thư: Tỷ lệ cao nhất nằm ở bệnh nhân ung thư phổi và phế quản, dạ dày và đầu cổ, bao gồm miệng, họng và thanh quản.

Tỷ lệ cao mắc trầm cảm hoặc lo âu thường gặp ở bệnh nhân mắc các loại ung thư này. Tỷ lệ trầm cảm cao ở bệnh ung thư đầu cổ có thể được giải thích bởi tác động khủng khiếp của bệnh lên chất lượng cuộc sống của họ. Điều này là do bệnh ảnh hưởng đến diện mạo và các chức năng cần thiết như nói, nuốt và hít thở.

Tầm soát trầm cảm, bi quan, lo âu, đau đớn, khó khăn trong việc chống chọi và ý định tự tử ở bệnh nhân ung thư là một cách hữu ích để xác định những người có nguy cơ. Tư vấn và giới thiệu chuyên gia tâm lý khi cần có thể ngăn ngừa tự tử ở bệnh nhân ung thư có nguy cơ. Phương pháp này cũng bao gồm việc nói chuyện với những bệnh nhân có nguy cơ cao tự tử (và gia đình của họ) về cách giảm cơ hội tiếp cận những cách tự tử phổ biến.

Đối phó với tương lai bất định

Sau khi được chẩn đoán mắc bệnh ung thư và thậm chí sau khi điều trị thành công, thật khó và gần như không thể thoát khỏi hoàn toàn sự lo sợ rằng bệnh có thể tái phát. Một số người chống chọi tốt hơn những người khác với sự bất định này; những người thích nghi tốt cuối cùng trở nên hạnh phúc hơn và có khả năng sống tiếp tốt hơn những người không làm như vậy.

Điều làm cho việc dự đoán tương lai trở nên khó khăn là các công cụ hình ảnh học được sử dụng để phát hiện bệnh ung thư (chụp cắt lớp phát xạ positron hoặc PET, chụp cắt lớp vi tính hoặc CT và cộng hưởng từ hoặc MRI) thường chỉ phát hiện được bệnh ung thư lớn hơn 1 inch; các bác sĩ có thể bỏ sót một tổn thương nhỏ nằm ở một vị trí khó để quan sát.

Do đó, bệnh nhân phải chấp nhận thực tế rằng bệnh ung thư có thể tái phát và rằng kiểm tra sức khỏe và sự thận trọng là cách tốt nhất để theo dõi tình trạng của họ.

Điều có ích khi đối phó với triệu chứng mới (trừ khi đó là tình huống khẩn cấp) đó là chờ vài ngày trước khi tìm kiếm sự giúp đỡ y tế. Nói chung, hầu hết các triệu chứng mới sẽ biến mất trong khoảng thời gian ngắn. Theo thời gian, hầu hết mọi người học cách không hoảng sợ và sử dụng kinh nghiệm, ý thức và kiến thức của họ để hợp lý hóa và thấu hiểu các triệu chứng của họ.

Hy vọng, qua thời gian, bệnh nhân sẽ cải thiện khả năng đối phó với tương lai bất định và học cách chấp nhận và sống với nó, thiết lập một sự cân bằng giữa nỗi sợ hãi và sự chấp nhận.

Một số gợi ý về cách bệnh nhân có thể đối phó với tương lai bất định bao gồm:

Tách bản thân khỏi căn bệnh

Tập trung vào sự quan tâm khác ngoài ung thư

Xây dựng lối sống tránh căng thẳng và tìm kiếm sự yên bình từ bên trong

Tiếp tục kiểm tra y tế định kỳ

Chia sẻ bệnh tình với người khác

Sau khi chẩn đoán mắc bệnh ung thư, người bệnh phải quyết định liệu họ nên chia sẻ thông tin này với người khác hay giữ bí mật. Bệnh nhân có thể chọn giữ thông tin riêng tư vì sợ bị kỳ thị, bị từ chối hoặc bị phân biệt. Một số người không muốn thể hiện sự mong manh và yếu đuối hoặc cảm thấy bị thương hại bởi người khác. Dù có thừa nhận hay không thì người bệnh – đặc biệt những người bị bệnh hiểm nghèo - thường ít có khả năng cạnh tranh trong xã hội và thường bị phân biệt có chủ ý hoặc không chủ ý. Một số người có thể sợ rằng những người bạn và người quen có thể tránh xa họ để lảng tránh sự mất mát có vẻ là không thể tránh được - hoặc đơn giản là vì họ không biết nói gì hoặc cư xử như thế nào.

Giữ bí mật về bệnh tình có thể tạo ra sự cô lập và gánh nặng về tinh thần khi bệnh nhân phải đối mặt với hiện thực mới mà không có sự giúp đỡ. Một số người có thể chia sẻ bệnh tình chỉ với một số người để bảo vệ người khác khỏi sang chấn tinh thần. Tất nhiên, yêu cầu mọi người giữ kín sự thật đau lòng này thường khiến cho người bệnh không nhận được sự hỗ trợ và giúp đỡ về mặt tinh thần.

Chia sẻ thông tin với gia đình và bạn bè có thể khó khăn và nên được trình bày theo cách phù hợp nhất với khả năng của mỗi cá nhân. Tốt nhất là nên trao đổi với từng người một và để mỗi người có thể hỏi câu hỏi và thể hiện cảm xúc, nỗi sợ hãi và mối quan tâm của họ. Truyền thông tin theo một cách lạc quan, nhấn mạnh khả năng phục hồi có thể làm cho việc này dễ dàng hơn. Thông báo cho trẻ nhỏ có thể là một thách thức và nên được thực hiện tùy theo khả năng của trẻ trong việc tiếp thu thông tin.

Sau phẫu thuật và đặc biệt là sau khi cắt thanh quản thì người bệnh không còn có thể giấu đi bệnh tình của mình. Hầu hết mọi người không hối hận khi chia sẻ bệnh tình của họ với người khác. Họ thường nhận ra ra rằng bạn bè không bỏ rơi họ và họ nhận được sự hỗ trợ và động viên giúp họ vượt qua thời kỳ khó khăn. Bằng cách "thoát ra khỏi vỏ bọc" và chia sẻ bệnh tình của mình, người bệnh đang khẳng định rằng họ không cảm thấy xấu hổ hoặc yếu đuối vì căn bệnh của họ.

Bệnh nhân cắt thanh quản là một nhóm nhỏ trong số người sống chung với ung thư. Tuy nhiên, họ có đặc điểm riêng biệt vì họ mang chẩn đoán trên cổ họ và qua giọng nói của họ. Họ không thể che giấu việc họ hít thở qua lỗ mở khí quản và nói bằng giọng yếu ớt và đôi khi là giọng của máy móc. Tuy nhiên, sự sống sót của họ là một minh chứng cho việc một cuộc sống có ích và có ý nghĩa là hoàn toàn có thể ngay cả sau khi chẩn đoán mắc bệnh ung thư.

Chăm sóc người thân mắc bệnh ung thư

Làm người chăm sóc cho người thân mắc bệnh nặng như ung thư đầu cổ là rất khó khăn và có thể gây mệt mỏi về cả mặt thể chất và tinh thần. Việc theo dõi người thân chịu đau khổ, đặc biệt là khi họ không thể làm gì để đảo ngược căn bệnh, có thể cực kỳ khó khăn. Tuy nhiên, người chăm sóc nên nhận thức về tầm quan trọng của những gì họ đang làm ngay cả khi họ ít hoặc không nhận được sự trân trọng.

Người chăm sóc thường lo sợ về cái chết sắp đến của người thân mình và cuộc sống thiếu họ. Điều này có thể gây ra lo âu và trầm cảm. Một số người đối phó bằng cách từ chối chấp nhận chẩn đoán về bệnh ung thư và tin rằng bệnh của người thân mình ít nghiêm trọng hơn.

Người chăm sóc thường hy sinh sức khỏe và nhu cầu riêng của mình để dành thời gian cho những người họ chăm sóc. Họ thường phải làm dịu nỗi sợ hãi của người thân mình và hỗ trợ họ mặc dù họ thường sẽ trở thành mục tiêu để giải tỏa sự giận dữ, thất vọng và lo âu của người thân. Những sự ức chế này có thể còn lớn hơn nhiều ở những bệnh nhân ung thư đầu cổ, người thường gặp khó khăn trong việc biểu đạt bằng lời nói. Người chăm sóc thường phải kiềm chế tâm trạng và giấu đi cảm xúc của họ để ngăn không gây thất vọng cho người bệnh. Điều này rất căng thẳng và khó khăn.

Bệnh nhân và người chăm sóc nói chuyện cởi mở và thành thật với nhau chia sẻ tâm trạng, lo lắng và nguyện vọng là một điều hữu ích. Điều này có thể khó khăn hơn đối với những người có khó khăn trong việc nói chuyện. Cuộc họp nhóm với nhân viên y tế cho phép giao tiếp tốt hơn và tạo thuận lợi cho việc ra quyết định chung.

Thật không may, trạng thái của người chăm sóc thường bị ngó lơ, vì tất cả sự chú ý được tập trung vào người bệnh. Tuy nhiên, quan trọng là các nhu cầu của người chăm sóc không bị bỏ qua. Nhận được sự hỗ trợ về mặt thể chất và tinh thần thông qua bạn bè, gia đình, các nhóm hỗ trợ và các chuyên gia tâm lý có thể rất hữu ích cho người chăm sóc. Tư vấn chuyên môn có thể được tổ chức theo hình thức cá nhân hoặc theo hình thức nhóm hỗ trợ, hoặc kết hợp với các thành viên khác trong gia đình và / hoặc người bệnh. Người chăm sóc nên tìm thời gian cho bản thân để "nạp năng lượng" cho chính mình. Dành thời gian cho nhu cầu riêng của họ có thể giúp người chăm sóc tiếp tục là nguồn hỗ trợ và sức mạnh cho người thân mình. Có những tổ chức sẵn sàng hỗ trợ về việc chăm sóc thay thế.

Nguồn hỗ trợ xã hội và tinh thần

Khi biết mình mắc bệnh ung thư thanh quản hoặc bất kỳ loại ung thư đầu cổ nào thì cuộc sống của bệnh nhân và cuộc sống của những người thân của họ có thể có sự thay đổi. Những thay đổi này có thể khó khăn để giải quyết. Điều quan trọng là cần tìm kiếm sự giúp đỡ để chống chọi với các tác động tâm lý và xã hội mà căn bệnh gây ra.

Gánh nặng tinh thần bao gồm sự lo lắng về điều trị và các tác dụng phụ của nó, việc nằm viện và tác động kinh tế của căn bệnh bao gồm thanh toán các hóa đơn y tế. Các mối lo khác ngoài ra còn có nghĩa vụ chăm lo cho gia đình, duy trì công việc và tiếp tục các hoạt động hàng ngày.

Tìm đến những bệnh nhân cắt thanh quản khác và các nhóm hỗ trợ bệnh nhân ung thư đầu cổ có thể rất hữu ích. Cuộc thăm bệnh viện và tại nhà bởi những người sống sót đồng đẳng có thể cung cấp sự hỗ trợ và lời khuyên và thúc đẩy quá trình phục hồi. Những người đang sống cùng với bệnh ung thư có thể thăm hỏi các bệnh nhân đồng cảnh ngộ ở bệnh viện và tại nhà, điều đó có thể cổ vũ và khuyến khích họ để phục hồi tốt hơn. Những người cùng cảnh ngộ đang sống với bệnh ung thư đầu cổ và đã cắt thanh quản có thể đưa ra những hướng dẫn và là tấm gương cho quá trình phục hồi thành công và khả năng trở lại một cuộc sống đầy đủ và đáng quý.

Các nguồn hỗ trợ bao gồm:

Thành viên của đội ngũ chăm sóc y tế (bác sĩ, điều dưỡng và chuyên gia giọng nói và ngôn ngữ) có thể trả lời và làm rõ các thắc mắc về điều trị, công việc hoặc các hoạt động khác.

Các nhân viên xã hội, tư vấn viên hoặc người tu hành có thể giúp đỡ nếu bệnh nhân muốn chia sẻ cảm xúc hoặc lo lắng của mình. Các nhân viên công tác xã hội có thể gợi ý các nguồn hỗ trợ tài chính, giao thông, chăm sóc tại nhà và hỗ trợ tinh thần.

Nhóm hỗ trợ cho bệnh nhân cắt thanh quản và bệnh nhân ung thư đầu cổ có thể chia sẻ cho bệnh nhân và gia đình những gì họ đã học được về cách đối phó với bệnh ung thư. Những nhóm này có thể cung cấp hỗ trợ trực tiếp, qua điện thoại hoặc qua Internet. Các thành viên của đội ngũ chăm sóc y tế có thể giúp tìm kiếm các nhóm hỗ trợ.

Trang web Hiệp hội quốc tế bệnh nhân cắt thanh quản cung cấp danh sách các câu lạc bộ địa phương bệnh nhân cắt thanh quản tại Hoa Kỳ và quốc tế tại đây: http://www.theial.com/ial/

Danh sách đầy đủ các nguồn và nhóm hỗ trợ có thể được tìm thấy ở Phần Bổ Sung (trang 159).

Một số "lợi ích" khi là một bệnh nhân cắt thanh quản

Cũng có một số "lợi ích" của việc trở thành bệnh nhân cắt thanh quản, bao gồm:

- Không còn ngủ ngáy nữa
- Có lý do để không cần thắt cà vạt
- Không phải ngửi mùi khó chịu hoặc kích thích nữa
- Ít bị cảm lạnh hơn
- Nguy cơ hít sặc vào phổi thấp hơn
- Dễ dàng đặt ống nội khí quản qua lỗ mở khí quản ra da trong tình huống cấp cứu

CHƯƠNG 16 : SỬ DỤNG CT, MRI VÀ PET TRONG VIỆC CHẨN ĐOÁN VÀ THEO DÕI UNG THƯ

Chụp cắt lớp vi tính (CT), Cộng hưởng từ (MRI) và Chụp cắt lớp phát xạ Positron (PET) là các công cụ chẩn đoán hình ảnh không xâm lấn giúp tái tạo hình ảnh các cấu trúc bên trong cơ thể. Chúng cũng được sử dụng để phát hiện ung thư và theo dõi sự tiến triển và đáp ứng với điều trị.

MRI có thể được sử dụng để chẩn đoán ung thư, phân giai đoạn và lập kế hoạch điều trị. Thành phần chính của hầu hết các hệ thống MRI là một nam châm hình ống hoặc hình trụ lớn. Bằng cách sử dụng sóng vô tuyến không ion hóa, nam châm từ trường mạnh và một máy tính, công nghệ này tạo ra hình ảnh cắt ngang chi tiết bên trong cơ thể. Trong một số trường hợp, chất tương phản được sử dụng để làm nổi bật một số cấu trúc trong cơ thể. Chất này có thể được tiêm trực tiếp vào tuỷ máu bằng kim và ống tiêm hoặc có thể được nuốt, tùy theo vùng cơ thể đang được nghiên cứu. Với MRI, có thể phân biệt giữa các mô bình thường và mô bệnh lý và xác định chính xác vị trí của khối u trong cơ thể. Nó cũng hữu ích trong việc phát hiện ung thư di căn.

Hơn nữa, MRI tạo ra sự tương phản lớn hơn giữa các mô mềm khác nhau của cơ thể so với CT. Do đó, nó đặc biệt hữu ích cho việc chụp hình não, cột sống, mô liên kết, cơ và bên trong xương. Để thực hiện, bệnh nhân nằm trong một thiết bị lớn tạo ra một vùng từ trường thẳng hàng với từ trường của hạt nhân nguyên tử trong cơ thể

MRI không gây ra đau đớn. Một số bệnh nhân có thể có cảm giác lo âu hoặc sốt ruột từ nhẹ đến nặng trong quá trình chụp. Một loại thuốc an thần nhẹ có thể được sử dụng trước khi chụp đối với những người mắc chứng sợ không gian kín hoặc khó nằm yên trong thời gian dài. Máy MRI tạo ra tiếng động lớn như tiếng nổ, tiếng đập và tiếng rì rào. Để giảm thiểu tác động của tiếng ồn, người bệnh có thể đeo nút tai.

CT là một công cụ hình ảnh học sử dụng tia X được xử lý bằng máy tính để tạo ra hình ảnh cắt lớp của một vùng cụ thể trên cơ thể bệnh nhân. Các hình ảnh cắt ngang này được sử dụng cho mục đích chẩn đoán và điều trị trong nhiều lĩnh vực y học. Công nghệ xử lý vi tính hình học số hóa được sử dụng để tạo ra hình ảnh ba chiều của bên trong một bộ phận cơ thể hoặc một cơ quan từ một số lượng lớn hình ảnh Xquang hai chiều được lấy quanh một trục quay. Chất cản quang có thể được dùng để làm nổi bật các cấu trúc nhất định trong cơ thể.

PET scan là một công cụ hình ảnh y học hạt nhân tạo ra hình ảnh ba chiều về quá trình trao đổi chất chức năng trong cơ thể. Nó sử dụng một chất phóng xạ gọi là "chất đánh dấu" được tiêm vào qua tĩnh mạch để tìm kiếm bệnh lý trong cơ thể. Chất đánh dấu này di chuyển qua máu và tập trung trong các cơ quan và mô có hoạt động trao đổi chất cao. Một lần PET scan có thể chụp lại chính xác hình ảnh chức năng tế bào của toàn bộ cơ thể con người.

Bởi vì PET scan phát hiện hoạt động trao đổi chất tăng cao của bất kỳ nguyên nhân nào, như ung thư, nhiễm trùng hoặc viêm nên nó không đủ đặc hiệu và do đó không thể phân biệt giữa các nguyên nhân này. Điều này có thể dẫn đến sự diễn giải không rõ ràng của kết quả và có thể tạo ra sự không chắc chắn, từ đó có thể dẫn đến phải làm thêm các test không cần thiết khác. Ngoài việc gây gánh nặng tài chính, điều này có thể gây ra lo lắng và thất vọng.

Cũng cần phải nhận thức rằng các công cụ này không hoàn hảo và có thể bỏ sót khối u nhỏ (nhỏ hơn một inch). Thăm khám sức khỏe toàn diện nên được thực hiện cùng với bất kỳ công cụ hình ảnh nào.

PET và CT scan thường được thực hiện trong cùng một lần và được thực hiện bằng cùng một máy. Trong khi PET scan hiển thị chức năng sinh học của cơ thể thì CT scan cung cấp thông tin về vị trí của bất kỳ hoạt động trao đổi chất tăng cao nào. Bằng cách kết hợp hai công nghệ quét này, bác sĩ có thể chẩn đoán và xác định ung thư hiện tại một cách chính xác hơn.

Khuyến nghị chung đó là từ thời điểm phẫu thuật loại bỏ ung thư, càng về sau càng thực hiện PET/CT ít đi. Thông thường, PET/CT được thực hiện mỗi ba đến sáu tháng trong năm đầu, sau đó mỗi sáu tháng trong năm thứ hai và sau đó là mỗi năm đến suốt đời. Tuy nhiên, những khuyến nghị này không dựa trên các nghiên cứu và chỉ đơn giản là ý kiến hoặc sự đồng thuận của các chuyên gia. Có thể thực hiện thêm nhiều lần chụp nếu có lo ngại hoặc dấu hiệu đáng ngờ. Tuy nhiên, khi lên lịch PET và/hoặc CT, bất kỳ lợi ích nào đạt được nên được cân đong, so sánh với các tác động có hại trong việc tiếp xúc với phóng xạ ion hóa và với tia X.

Đôi khi bác sĩ không cần PET scan và chỉ yêu cầu chụp CT vùng nghi ngờ. CT như vậy chính xác hơn so với PET/CT kết hợp, và có thể tiêm chất tương phản khi chụp CT để hỗ trợ trong việc chẩn đoán.

Đôi khi CT không hữu ích, đặc biệt là ở những người đã có nhiều can thiệp về nha khoa, bao gồm trám răng, bọc răng hoặc cấy implant, điều này có thể làm xáo trộn việc diễn giải dữ liệu.

Không thực hiện CT giúp bệnh nhân tránh việc tiếp xúc với phóng xạ đáng kể. Thay vào đó, có thể thực hiện MRI.

Khi xem xét các hình chụp, các bác sĩ hình ảnh học so sánh hình chụp mới với hình chụp cũ để xác định xem có sự thay đổi nào hay không. Điều này có thể hữu ích trong việc xác định xem có sự xuất hiện bệnh lý mới hay không.

CHƯƠNG 17: CHĂM SÓC CẤP CỨU, HỒI SỨC TIM PHỔI (CPR), VÀ CHĂM SÓC BỆNH NHÂN CẮT THANH QUẢN TRONG GÂY MÊ

Phục hồi đường thở cho bệnh nhân cắt thanh quản và những bệnh nhân thở qua cổ khác

Bệnh nhân cắt thanh quản và bệnh nhân thở qua cổ khác phải đối mặt với nguy cơ lớn không nhận được cấp cứu đầy đủ khi bị khó thở hoặc khi cần hồi sức tim phổi (CPR). Đơn vị cấp cứu và dịch vụ phản ứng y tế khẩn cấp (EMS) thường không nhận ra bệnh nhân thở qua cổ, không biết cách cung cấp oxy đúng cách, và có thể tiến hành thông khí sai bằng cách thực hiện hô hấp miệng- miệng khi mà lẽ ra nên thực hiện hô hấp miệng-lỗ mở khí quản. Điều này có thể gây ra hậu quả khủng khiếp, khiến cho bệnh nhân thiếu oxy cần thiết để sống sót.

Nhiều nhân viên y tế không quen thuộc với việc chăm sóc bệnh nhân cắt thanh quản vì cắt thanh quản là một phẫu thuật tương đối hiếm gặp. Hiện nay, ung thư thanh quản thường được phát hiện và điều trị sớm. Cắt thanh quản toàn phần thường chỉ được chỉ định cho những khối u lớn hoặc cho những khối u tái phát sau khi đã điều trị trước đó. Hiện tại, chỉ có khoảng 60,000 người đã trải qua phẫu thuật này ở Hoa Kỳ. Do đó, những nhân viên y tế cấp cứu ít khi tiếp xúc với bệnh nhân cắt thanh quản.

Chương này mô tả những nhu cầu đặc biệt của bệnh nhân cắt thanh quản và những bệnh nhân thở qua cổ khác, giải thích những thay đổi về giải phẫu sau cắt thanh quản, trình bày cách bệnh nhân cắt thanh quản nói và làm thế nào để nhận biết họ, giải thích cách phân biệt giữa người hô hấp qua cổ toàn phần và bán phần, và mô tả các quy trình và thiết bị được sử dụng trong phục hồi đường thở cho người hô hấp qua cổ toàn phần và bán phần.

Nguyên nhân gây suy hô hấp đột ngột ở bệnh nhân cắt thanh quản. Chỉ định thường gặp nhất cho cắt thanh quản là ung thư đầu cổ. Nhiều bệnh nhân cắt thanh quản cũng mắc các bệnh lý y khoa khác xuất phát từ căn bệnh ác tính và việc điều trị, thường bao gồm xạ trị, phẫu thuật và hóa trị. Bệnh nhân cắt thanh quản cũng gặp khó khăn trong việc nói chuyện và do đó phải sử dụng các phương pháp khác nhau để giao tiếp.

Nguyên nhân gây khó thở đột ngột phổ biến nhất ở bệnh nhân cắt thanh quản là tắc nghẽn đường hô hấp do hít phải dị vật hoặc bị nghẹt đàm. Bệnh nhân cắt thanh quản cũng có thể mắc các bệnh lý y khoa khác bao gồm bệnh tim, phổi và mạch máu, thường liên quan đến tuổi tác.

Cắt thanh quản toàn phần. Cấu trúc giải phẫu ở bệnh nhân cắt thanh quản khác biệt so với người chưa trải qua phẫu thuật này. Sau khi cắt thanh quản toàn phần, bệnh nhân thở qua lỗ mở khí quản ra da (một lỗ ở cổ cho khí quản). Không còn kết nối giữa khí quản và miệng mũi nữa. (Hình 1) Bệnh nhân cắt thanh quản có thể khó nhận biết vì nhiều người che lỗ mở khí quản của họ bằng mút xốp, khăn cổ hoặc đồ vải khác. Nhiều người cũng sử dụng dụng thiết bị trao đổi nhiệt và độ ẩm (HME) hoặc thiết bị nói không cần dùng tay (Xem Chương 9, trang … và trang …) trên lỗ mở khí quản.

Các phương pháp giao tiếp của bệnh nhân cắt thanh quản. Bệnh nhân cắt thanh quản sử dụng nhiều phương pháp giao tiếp (Xem Chương 6, trang …), bao gồm viết, phát âm câm, ngôn ngữ ký hiệu và ba phương pháp nói chuyện. Những phương pháp này là nói giọng thực quản, thiết bị phát âm thông qua lỗ thủng khí-thực quản (TEP), và thanh quản điện tử (thiết bị thanh quản nhân tạo). Mỗi phương pháp này thay thế sự rung động được tạo ra bởi dây thanh bằng một nguồn khác trong khi sự hình thành thực tế của từ ngữ được thực hiện bởi lưỡi và môi.

Phân biệt giữa người hô hấp qua cổ bán phần và toàn phần. Điều quan trọng là nhân viên y tế phải phân biệt được người hô hấp qua cổ bán phần và toàn phần (người bị cắt thanh quản) vì cách chăm sóc của từng nhóm là khác nhau. Khí quản không kết nối với đường hô hấp trên ở người hô hấp qua cổ toàn phần và tất cả hô hấp được thực hiện qua lỗ mở khí quản. Ngược lại, mặc dù lỗ mở khí quản hiện diện ở người hô hấp qua cổ bán phần, nhưng vẫn có một kết nối giữa khí quản và đường hô hấp trên (Hình 5). Mặc dù người hô hấp qua cổ bán phần thường hô hấp chủ yếu qua lỗ mở khí quản của họ, nhưng họ cũng có thể thở qua miệng và mũi. Mức độ hô hấp qua đường hô hấp trên ở mỗi người là khác nhau.

Nhiều người hô hấp qua cổ bán phần sẽ thở qua một ống mở khí quản, có thể trồi ra từ lỗ mở khí quản và thường được buộc dây đeo quanh cổ. Không nhận ra người hô hấp qua cổ bán phần có thể dẫn đến điều trị không đúng.

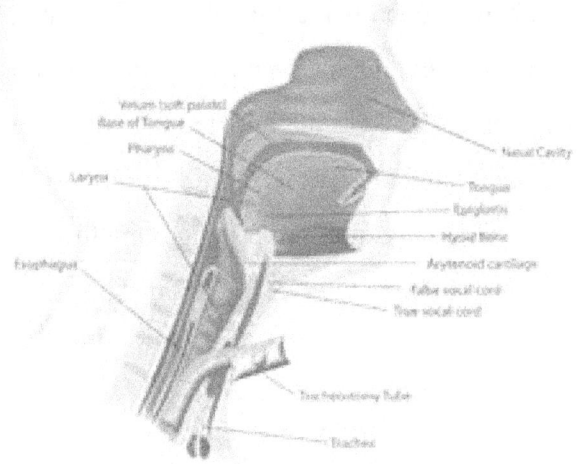

Hình 5: Giải phẫu ở người hô hấp qua cổ bán phần

Chuẩn bị để phục hồi đường thở. Các bước để cấp cứu cho người hô hấp qua cổ là:

1. Xác định tình trạng bệnh nhân không còn phản ứng
2. Kích hoạt dịch vụ y tế khẩn cấp
3. Chỉnh lại tư thế bệnh nhân bằng cách nâng vai của họ
4. Bộc lộ cổ và loại bỏ bất cứ thứ gì che lỗ mở khí quản chẳng hạn như bộ lọc hoặc vải phủ lên, có thể ngăn trở việc tiếp cận đường hô hấp
5. Đảm bảo an toàn đường thở qua lỗ mở khí quản và loại bỏ bất cứ thứ gì cản trở đường thở như bộ lọc hoặc HME
6. Làm sạch đàm từ lỗ mở khí quản

Không cần phải loại bỏ đồ che lỗ mở khí quản trừ khi nó cản trở đường hô hấp. Ống cắt thanh quản hoặc nút lỗ mở khí quản có thể được lấy ra cẩn thận. Thiết bị phát âm không nên lấy ra, trừ khi nó cản trở đường hô hấp, vì nó thường không ảnh hưởng hô hấp hoặc hút đàm. Nếu thiết bị bị lệch khỏi vị trí thì nó nên được lấy ra và thay thế bằng một catheter để ngăn nguy cơ hít sặc và lỗ thủng bị đóng lại. Nếu có, ống khí quản có thể cần được hút sạch sau khi nhỏ 2-5 ml nước muối vô khuẩn hoặc được lấy ra hoàn toàn (cả bộ phận bên ngoài và bên trong) để rửa sạch nút tắc đàm. Lỗ mở khí quản nên được lau và hút sạch. Bước tiếp theo là lắng nghe tiếng thở qua lỗ mở khí quản. Nếu ống mở khí quản bị tắc thì ngực có thể không nâng lên.

Nếu ống mở khí quản được sử dụng cho hồi sức tim phổi thì nó nên có kích thước ngắn hơn so với ống thông thường để nó có thể vừa với chiều dài của khí quản. Cần cẩn trọng khi đặt ống để không làm lệch thiết bị phát âm. Điều này có thể yêu cầu cần phải sử dụng ống có đường kính nhỏ hơn.

Nếu bệnh nhân hô hấp bình thường thì anh/chị ta nên được điều trị như bất kỳ bệnh nhân bị mất ý thức khác. Nếu cần cung cấp oxy trong thời gian dài thì nó nên được làm ẩm.

Có thể khó xác định được mạch cảnh ở cổ một số người cắt thanh quản do xơ hóa sau xạ trị. Một số bệnh nhân có thể không có mạch quay ở một trong hai cánh tay nếu mô từ cánh tay đó được sử dụng làm vạt tự do để tái tạo đường hô hấp trên.

Thông khí cho người hô hấp qua cổ toàn phần. CPR cho người hô hấp qua cổ nói chung tương tự như thực hiện trên người bình thường với một ngoại lệ lớn. Người hô hấp qua cổ được thông khí và oxy qua lỗ mở khí quản. Điều này có thể thực hiện bằng cách thông khí miệng - lỗ mở khí quản hoặc bằng cách sử dụng mặt nạ oxy (mặt nạ trẻ em hoặc người lớn được xoay 90 độ) (Hình 4 và 5). Cố gắng thực hiện thông khí miệng-miệng là vô nghĩa.

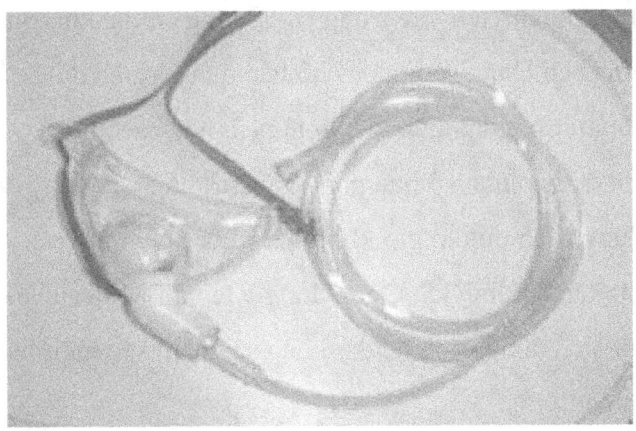

Hình 4: Mặt nạ oxy

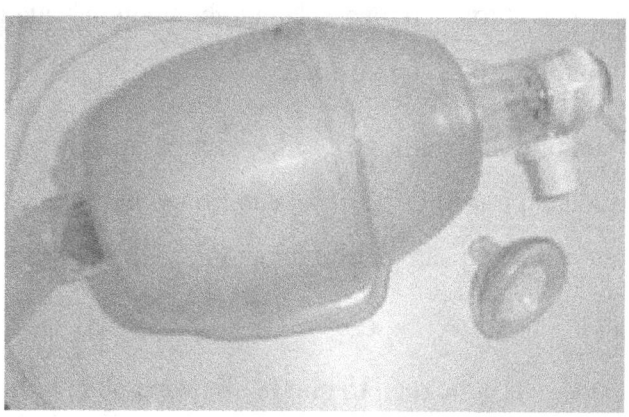

Hình 5: Mặt nạ túi có van trẻ em dùng để cấp cứu đường thở

Thông khí cho người hô hấp qua cổ bán phần. Mặc dù người hô hấp qua cổ bán phần hít thở chủ yếu qua lỗ mở khí quản nhưng họ vẫn có kết nối giữa phổi và mũi miệng Do đó, không khí có thể thoát ra từ miệng và/hoặc mũi, làm giảm hiệu quả của quá trình thông khí. Mặc dù người hô hấp qua cổ bán phần cũng được thông khí qua lỗ mở khí quản nhưng miệng của họ nên được giữ đóng kín và mũi của họ nên được bịt kín để ngăn không khí thoát ra. Điều này có thể thực hiện bằng cách che kín miệng và mũi của bệnh nhân.

Kết luận: Đơn vị cấp cứu và nhân viên EMS cần cảnh giác trong việc nhận biết những người không hô hấp qua miệng và mũi. Kiến thức của các nhân viên y tế trong cộng đồng có thể khác nhau. Nhiều nhân viên y tế không quen thuộc với cách chăm sóc người hô hấp qua cổ mặc dù điều này được dạy tại các khóa học CPR. Điều quan trọng là nhân viên y tế phải học cách nhận biết người hô hấp qua cổ và phân biệt giữa người hô hấp qua cổ bán phần và người hô hấp qua cổ toàn phần. Việc cung cấp oxy và thông khí đúng cách qua lỗ mở khí quản và các chi tiết cụ thể về CPR cho người hô hấp qua cổ cần được luyện tập định kỳ. Cộng đồng y tế và EMS cần duy trì kiến thức về cách điều trị người hô hấp qua cổ đúng cách để đảm bảo sự chăm sóc hiệu quả cho những người này trong tình huống khẩn cấp.

Vấn đề về hô hấp đặc biệt đối với người hô hấp qua cổ bao gồm tắc đàm và hít phải dị vật. Mặc dù người hô hấp qua cổ bán phần hít thở chủ yếu qua lỗ mở khí quản, họ vẫn có kết nối giữa phổi, mũi và miệng của họ. Ngược lại, không có sự kết nối như vậy ở người hô hấp qua cổ toàn phần. Cả người hô hấp qua cổ bán phần và toàn phần nên được thông khí qua lỗ mở khí quản của họ. Tuy nhiên, miệng nên được đóng kín và mũi bịt kín ở người hô hấp qua cổ bán phần để ngăn không khí thoát ra. Mặt nạ túi có van dành cho trẻ em có thể được sử dụng để thông khí qua lỗ mở khí quản.

Đảm bảo chăm sóc cấp cứu đầy đủ cho người hô hấp qua cổ bao gồm bệnh nhân cắt thanh quản

Người hô hấp qua cổ phải đối mặt với nguy cơ cao không được điều trị đầy đủ khi bị khó thở.

Người hô hấp qua cổ có thể tránh rủi ro bằng cách:

1. Đeo vòng cổ nhận diện họ là người hô hấp qua cổ.
2. Mang theo một danh sách mô tả về tình trạng sức khỏe, thuốc điều trị, tên của bác sĩ và thông tin liên hệ của họ.
3. Dán một tấm sticker trên cửa kính trong xe của họ để nhận biết họ là người hô hấp qua cổ. Thẻ này chứa thông tin về cách chăm sóc họ trong tình huống khẩn cấp.
4. Đặt một tờ giấy lưu ý trên cửa trước của họ để nhận biết họ là người hô hấp qua cổ.
5. Sử dụng một thiết bị thanh quản điện tử có thể hữu ích và cho phép giao tiếp ngay cả trong tình huống khẩn cấp. Với những người đang sử dụng TEP để nói chuyện, trong tình huống khẩn cấp, họ có thể không thể nói chuyện được vì HME của họ có thể cần phải lấy ra.
6. Thông báo đến dịch vụ cấp cứu 911 địa phương, EMS và cơ quan cảnh sát rằng họ là người hô hấp qua cổ và có thể không thể nói chuyện trong tình huống khẩn cấp.
7. Đảm bảo rằng nhân viên y tế tại đơn vị cấp cứu địa phương của họ có thể nhận biết và điều trị người hô hấp qua cổ.

Bệnh nhân cắt thanh quản cần phải cảnh giác và tăng cường nhận thức của nhân viên y tế và dịch vụ EMS trong khu vực của họ. Điều này có thể cần phải thực hiện liên tục, vì kiến thức của nhân viên y tế có thể thay đổi theo thời gian.

Một video giải thích các phương pháp cần thiết để thực hiện cấp cứu hô hấp cho người hô hấp qua cổ có thể được xem tại đây:

http://www.youtube.com/watch?v=YE-n8cgl77Q

Người hô hấp qua cổ có thể chia sẻ bài viết này với những nhân viên cấp cứu (Đơn vị cấp cứu và EMT gần nhất).

Trải qua một thủ thuật hoặc phẫu thuật đối với bệnh nhân cắt thanh quản

Trải qua một thủ thuật (ví dụ, nội soi đại tràng) dưới gây mê hoặc phẫu thuật gây tê tại chỗ hoặc gây mê toàn thân đối với người hô hấp qua cổ là một nhiệm vụ khó khăn.

Thật không may, hầu hết nhân viên y tế chăm sóc người hô hấp qua cổ tại các thời điểm trước, trong và sau phẫu thuật đều không quen thuộc với giải phẫu đặc biệt của họ, cách họ nói chuyện và cách kiểm soát đường hô hấp của họ trong và sau thủ thuật hoặc phẫu thuật. Những nhân viên y tế này bao gồm cả điều dưỡng, kỹ thuật viên y tế, phẫu thuật viên và thậm chí là bác sĩ gây mê.

Do đó, tốt hơn là bệnh nhân cắt thanh quản nên giải thích những nhu cầu và giải phẫu đặc biệt của họ trước với những người sẽ điều trị cho họ. Sử dụng hình ảnh minh họa hoặc tranh vẽ là điều hữu ích. Những người sử dụng thiết bị phát âm nên cho phép bác sĩ gây mê xem lỗ mở khí quản của họ để hiểu về cách nó hoạt động và để chú ý rằng không được lấy nó ra. Việc cung cấp video hướng dẫn về cách thông khí cho người hô hấp qua cổ (có sẵn miễn phí bằng cách liên hệ với Atos Medical Inc.) hoặc cung cấp đường link YouTube có thể hữu ích:

http://www.youtube.com/watch?v=YE-n8cgl77Q

Nhân viên y tế nên hiểu rằng bệnh nhân cắt thanh quản toàn phần không có kết nối giữa họng miệng và khí quản và do đó việc hô hấp và hút đàm phải được thực hiện thông qua lỗ mở khí quản và không thông qua mũi hoặc miệng.

Trải qua một thủ thuật dưới gây mê hoặc phẫu thuật dưới gây tê tại chỗ là một nhiệm vụ khó khăn đối với người hô hấp qua cổ vì thường không thể nói chuyện bằng thanh quản điện tử hoặc thiết bị phát âm. Điều này xảy ra vì lỗ mở khí quản bị che kín bằng mặt nạ oxy và bàn tay của bệnh nhân thường bị buộc tay lại. Tuy nhiên, những người sử dụng giọng thực quản có thể giao tiếp trong suốt thủ thuật hoặc phẫu thuật dưới gây tê tại chỗ.

Thảo luận về những nhu cầu đặc biệt của mình với đội ngũ y tế trước khi phẫu thuật là rất quan trọng.

Điều này có thể đòi hỏi phải lặp đi lặp lại nhiều lần, trước tiên là với bác sĩ phẫu thuật, sau đó với bác sĩ gây mê trong lúc đánh giá trước phẫu thuật, và cuối cùng vào ngày phẫu thuật với đội ngũ gây mê thực sự sẽ có mặt trong phòng mổ.

Khi trải qua một thủ thuật y tế hoặc phẫu thuật dưới gây tê tại chỗ, người hô hấp qua cổ có thể phối hợp với bác sĩ gây mê về cách thông báo về cơn đau hoặc nhu cầu hút đàm. Cử chỉ tay, gật đầu, đọc môi hoặc âm thanh phát ra từ giọng thực quản sơ khai có thể hữu ích.

Sử dụng những gợi ý này có thể giúp bệnh nhân cắt thanh quản nhận được sự chăm sóc đầy đủ.

Hướng dẫn mới về hồi sức tim-phổi (CPR)

Hướng dẫn mới về CPR của Hiệp hội Tim mạch Hoa Kỳ 2010 yêu cầu chỉ cần thực hiện ép tim; thông khí miệng - miệng không còn cần thiết nữa. Mục đích chính của hướng dẫn mới là khuyến khích thêm nhiều người thực hiện CPR. Rất nhiều người tránh việc hồi sức miệng-miệng vì họ cảm thấy thở vào miệng hoặc mũi của người khác là không nên. Mục đích của hướng dẫn mới này đó là chỉ thực hiện phương pháp ép lồng ngực vẫn tốt hơn là không làm gì cả.

Sau đây là một video chính thức trình bày cách thực hiện CPR chỉ cần dùng tay:

http://www.youtube.com/watch?v=zSgmledxFe8

Do bệnh nhân cắt thanh quản không thể thực hiện thông khí miệng- miệng nên theo hướng dẫn CPR cũ, họ bị loại trừ về khả năng cấp cứu hô hấp trong CPR. Trong hướng dẫn mới thì thông khí miệng-miệng là không bắt buộc nên người cắt thanh quản vẫn có thể thực hiện CPR. Tuy nhiên, khi cần, vẫn có thể sử dụng phương pháp CPR cũ, vừa thông khí đường thở vừa ép tim. Lý do là vì phương pháp "chỉ thực hiện ép tim" không thể duy trì sự sống một thời gian dài vì không có sự thông khí vào phổi.

Bệnh nhân cắt thanh quản, nếu cần phải cấp cứu CPR, thì cũng cần được thông khí đường thở. Một trong những nguyên nhân phổ biến gây khó thở cho bệnh nhân cắt thanh quản đó là tắc nghẽn đường hô hấp do nghẹt đàm hoặc do dị vật. Loại bỏ những thứ này là rất cần thiết. Hồi sức miệng - lỗ mở khí quản rất quan trọng và tương đối dễ thực hiện hơn thông khí miệng-miệng.

Bệnh nhân cắt thanh quản có sử dụng HME và nếu muốn thực hiện CPR cho người cần hồi sức thì có thể cần phải tạm thời tháo HME. Điều này cho phép họ hít vào nhiều không khí hơn để họ có thể thực hiện đến một trăm lần ép tim mỗi phút.

CHƯƠNG 18 : DU LỊCH ĐỐI VỚI BỆNH NHÂN CẮT THANH QUẢN

Du lịch đối với bệnh nhân cắt thanh quản có thể là một thách thức. Chuyến đi có thể đưa người du lịch đến những nơi xa lạ với thói quen và môi trường thoải mái thường ngày của họ. Bệnh nhân cắt thanh quản có thể cần chăm sóc đường hô hấp của họ tại những nơi không quen thuộc. Du lịch thường đòi hỏi phải lên kế hoạch trước để đảm bảo có sẵn các vật phẩm cần thiết trong suốt hành trình. Quan trọng là người bệnh cần phải tiếp tục chăm sóc đường hô hấp và các vấn đề y tế khác khi du lịch.

Chăm sóc đường hô hấp khi bay trên máy bay thương mại

Một chuyến bay (đặc biệt là chuyến bay dài) trên máy bay thương mại đặt ra nhiều thách thức. Nhiều yếu tố có thể dẫn đến huyết khối ở tĩnh mạch sâu (DVT). Điều này bao gồm tình trạng mất nước (do độ ẩm thấp của không khí trong cabin khi ở trên cao), áp suất oxy thấp bên trong máy bay và tình trạng bất động của hành khách. Khi kết hợp lại, những yếu tố này có thể gây ra huyết khối ở chân, khi huyết khối bị bong ra, nó có thể lưu thông qua hệ tuần hoàn máu và đến phổi, nơi nó có thể gây ra thuyên tắc động mạch phổi. Đây là một biến chứng nghiêm trọng và là một cấp cứu nội khoa.

Ngoài ra, độ ẩm không khí thấp có thể làm khô khí quản và gây tắc đàm. Các tiếp viên hàng không thường không quen với cách cung cấp không khí cho bệnh nhân cắt thanh quản, tức là đưa không khí vào lỗ mở khí quản chứ không phải miệng hoặc mũi. Có thể thực hiện các bước sau để ngăn ngừa các vấn đề có thể xảy ra:

- Uống ít nhất 8 ounce nước mỗi hai tiếng trên máy bay, bao gồm thời gian máy bay còn trên mặt đất.
- Tránh uống rượu và đồ uống chứa caffeine vì chúng có thể làm mất nước.
- Mặc quần áo rộng rãi.
- Tránh bắt chéo chân khi ngồi, vì điều này có thể làm giảm lưu lượng máu đến chân.
- Đeo tất bó chân
- Nếu bạn thuộc nhóm rủi ro cao, hãy hỏi bác sĩ liệu có nên uống aspirin trước khi bay để ngăn tạo huyết khối.

- Thực hiện bài tập thể dục cho chân và đứng lên hoặc đi lại mỗi khi có thể trong suốt chuyến bay.
- Đặt chỗ ở ghế có chỗ để chân rộng rãi như ghế ở hàng thoát hiểm, hàng đầu hoặc ghế lối đi.
- Giao tiếp với tiếp viên hàng không bằng chữ viết nếu tiếng ồn trong chuyến bay gây khó khăn trong việc nói chuyện.
- Nhỏ nước muối vào lỗ mở khí quản đều đặn trong suốt chuyến bay để duy trì độ ẩm trong khí quản.
- Đặt trang bị y tế, bao gồm thiết bị chăm sóc lỗ mở khí quản và thanh quản điện tử (nếu được sử dụng) ở nơi dễ tiếp cận trong hành lý xách tay (trang thiết bị và vật phẩm y tế được phép mang lên máy bay, như một túi xách tay kèm theo).
- Đậy kín lỗ mở khí quản bằng bộ trao đổi nhiệt và độ ẩm (HME) hoặc khăn ẩm để tạo độ ẩm.
- Thông báo cho tiếp viên hàng không biết rằng bạn là bệnh nhân cắt thanh quản

Những biện pháp này sẽ giúp làm cho chuyến bay dễ dàng và an toàn hơn với bệnh nhân cắt thanh quản và những người hô hấp qua cổ khác

Những vật phẩm nào nên mang theo khi du lịch?

Khi du lịch, việc mang theo tất cả dụng cụ kiểm soát đường hô hấp và thuốc trong một túi riêng biệt là rất hữu ích. Túi này không nên ký gửi và cần phải dễ dàng để tiếp cận.

Các đồ vật nên được để vào túi này bao gồm:

- Tóm tắt về các loại thuốc mà bệnh nhân thường xuyên dùng, các bệnh lý được chẩn đoán, họ tên và thông tin liên lạc của nhân viên y tế, giấy giới thiệu cho một chuyên viên về giọng nói và ngôn ngữ (SLP) và đơn kê toa cho các loại thuốc của bạn.
- Giấy chứng nhận bảo hiểm y tế và nha khoa.
- Một số lượng thuốc cần dùng.
- Khăn giấy
- Nhíp, gương, đèn pin (với pin dự phòng).
- Máy đo huyết áp (cho những người bị tăng huyết áp).
- Dung dịch nước muối

- Dụng cụ để đặt hộp chứa HME (cồn, Remove, Skin Tag, keo dán).
- Một số lượng HMEs và hộp chứa HME.
- Mang theo thanh quản điện tử (với pin dự phòng) ngay cả đối với những người sử dụng thiết bị phát âm, có thể rất hữu ích trong trường hợp bệnh nhân không thể nói.
- Máy khuếch đại giọng nói (nếu cần thiết, đem theo pin dự phòng hoặc bộ sạc pin)
- Những người sử dụng thiết bị phát âm cần mang theo những đồ vật sau:
- Bàn chải và bóng bơm rửa để làm sạch thiết bị phát âm khí thực quản
- Một bộ HME không dùng tay dự phòng và một thiết bị phát âm dự phòng.
- Ống Foley màu đỏ (để đặt vào lỗ thủng của thiết bị phát âm trong trường hợp thiết bị lệch khỏi vị trí).

Số lượng vật phẩm phụ thuộc vào độ dài của chuyến đi. Việc mang theo thông tin liên hệ với các SLP và bác sĩ ở khu vực du lịch có thể rất hữu ích.

Chuẩn bị một hộp chứa thông tin và tài liệu quan trọng

Bệnh nhân cắt thanh quản có thể cần được chăm sóc y tế cấp cứu và không cấp cứu tại bệnh viện hoặc cơ sở y tế khác. Do khó khăn trong việc giao tiếp với nhân viên y tế và cung cấp thông tin, đặc biệt khi trong tình trạng mệt mỏi, nên sẽ có ích nếu chuẩn bị một bộ hồ sơ với thông tin cần thiết. Ngoài ra, sẽ có ích nếu mang theo một hộp chứa các vật phẩm và dụng cụ cần thiết để duy trì khả năng giao tiếp và chăm sóc lỗ mở khí quản. Hộp này nên được đặt ở nơi dễ tiếp cận trong trường hợp khẩn cấp.

Trong hộp nên có những thứ sau đây:

- Một bản tóm tắt mới nhất về bệnh sử nội khoa và ngoại khoa, dị ứng và các chẩn đoán.
- Một danh sách cập nhật về các loại thuốc bạn dùng và kết quả của tất cả các thủ thuật, chẩn đoán hình ảnh, hình chụp chiếu và kết quả xét nghiệm. Những thông tin này có thể được lưu trên đĩa hoặc USB.
- Thông tin và chứng nhận về bảo hiểm y tế.
- Thông tin liên hệ (số điện thoại, email, địa chỉ) của bác sĩ của bệnh nhân cắt thanh quản, SLP và gia đình và bạn bè.
- Một bản vẽ hoặc hình nhìn nghiêng ở cổ để giải thích cấu trúc giải phẫu đường hô hấp trên ở bệnh nhân cắt thanh quản và nơi đặt thiết bị phát âm (nếu có).

- Một tờ giấy và bút.
- Máy thanh quản điện tử với pin dự phòng (ngay cả với những người sử dụng thiết bị phát âm).
- Một hộp khăn giấy
- Một số lượng nhỏ dung dịch nước muối, bộ lọc HME, hộp chứa HME và các dụng cụ cần thiết để đặt và lấy chúng ra (ví dụ, cồn, Remove TM, Skin Tag TM, keo dán) và làm sạch thiết bị phát âm (bàn chải, bóng bơm rửa).
- Nhíp, gương, đèn pin (với pin dự phòng).

Có sẵn những đồ vật này khi cần cấp cứu hoặc chăm sóc hàng ngày có thể là cực kỳ quan trọng.